下肢静脈瘤のセルフケアと日帰り手術

監修：広川雅之
お茶の水血管外科クリニック院長

自由国民社

はじめに

本書は、「下《か》肢《し》静脈瘤《じょうみゃくりゅう》」という足の血管の病気の治療に関する本です。下肢静脈瘤は、足の血管が赤くクモの巣のように目立ったり、青い血管がコブのように盛り上がる、非常にありふれた病気です。最初は見た目が悪くなるだけですが、進行すると足のむくみやだるさなどの症状があらわれ、重症化すると湿疹や色素沈着、皮膚に穴があく潰瘍ができます。良性の病気ですが、症状があらわれたら治療を行うかどうかを検討する必要があります。

下肢静脈瘤の治療は、この20年間で劇的に変わりました。私が下肢静脈瘤の治療を始めた頃は、入院して全身麻酔でストリッピング手術を行うのが一般的でしたが、その後、局所麻酔によるストリッピング手術法が開発され、日帰り手術でストリッピング手術を行うことができるようになりました。最も大きな変化は、２０１１年にレーザーによる血管内治療が日本で保険に認められたことで、これ以降、血管内治療が広く普及して下肢静脈瘤の手術は日帰り手術で行うのが当たり前になりました。さらに、２０１９年にはレーザー治療より体への負担が少ないグルー治療という最先端の治療方法が保険適用となっています。

様々な新しい治療が保険で行えるようになった一方、残念なことですが困った問題もおこっています。体に負担が少ない日帰り手術が保険適用となったため、一部の医療機関で下肢静脈瘤でない方や治療が必要のない軽症の方に手術が行われるようになってしまいました。私たちはこのような治療を「不適切治療」と呼び、新聞や学会のホームページで注意喚起を行っています。

下肢静脈瘤の患者さんの多くは無症状です。また、良性の病気ですからあわてて治療をうける必要はありません。無症状の方はそのまま様子をみてもいいですし、症状があっても軽い場合は本書でご紹介するようなセルフケアで症状を改善することができます。また、治療が必要な場合も、適切な医療機関で適切な治療をうければきちんと治すことができます。

本書では下肢静脈瘤とはどのような病気か、どのような治療があるのか、どのような場合に医療機関を受診したらいいのかを、できるだけわかりやすく解説しています。コロナ禍の中、本書が医療機関にかかれずに悶々としている下肢静脈瘤の患者さんの助けになれれば幸いです。

2回目のコロナ緊急事態宣言発出の日に

広川雅之

第4章
下肢静脈瘤の治療

第6章 病院選びに迷ったら 129

第1章

下肢静脈瘤とは どんな病気？

下肢静脈瘤は珍しい病気ではない

下肢静脈瘤の「瘤」とは、「こぶ」のこと。「下肢」は、股関節より下の足を指します。つまり**下肢静脈瘤とは、足の静脈にこぶのような膨らみが現れる病気**です。

こぶの正体は、引き延ばされて部分的に盛り上がったり、太くなって皮膚から浮き出て見えるようになってしまった血管。こうした症状は、なんらかの原因で、足の静脈の血流が悪くなるために起こります。

●年齢が上がるほど患者数も増える

下肢静脈瘤は、とても身近な病気。症状の種類や程度には個人差がありますが、50歳以上の約6割に認められています。発症には加齢もかかわっており、自然に治ることはないため、年齢が上がるほど患者数も増える傾向があります。

年代別下肢静脈瘤の割合

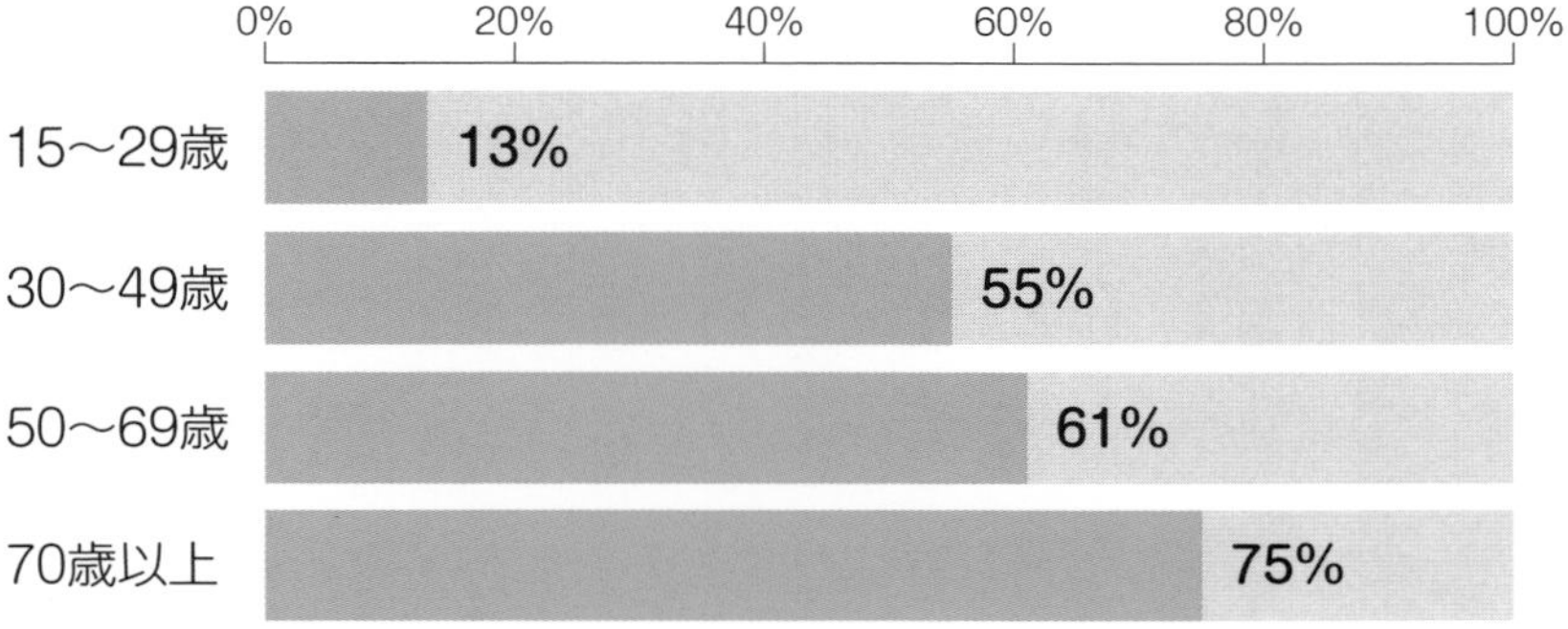
0%
20%
40%
60%
80%
100%
15〜29歳
13%
30〜49歳
55%
50〜69歳
61%
70歳以上
75%

(平井ら：脈管学28：415-420,1989)

下肢の静脈瘤の総患者数(※)

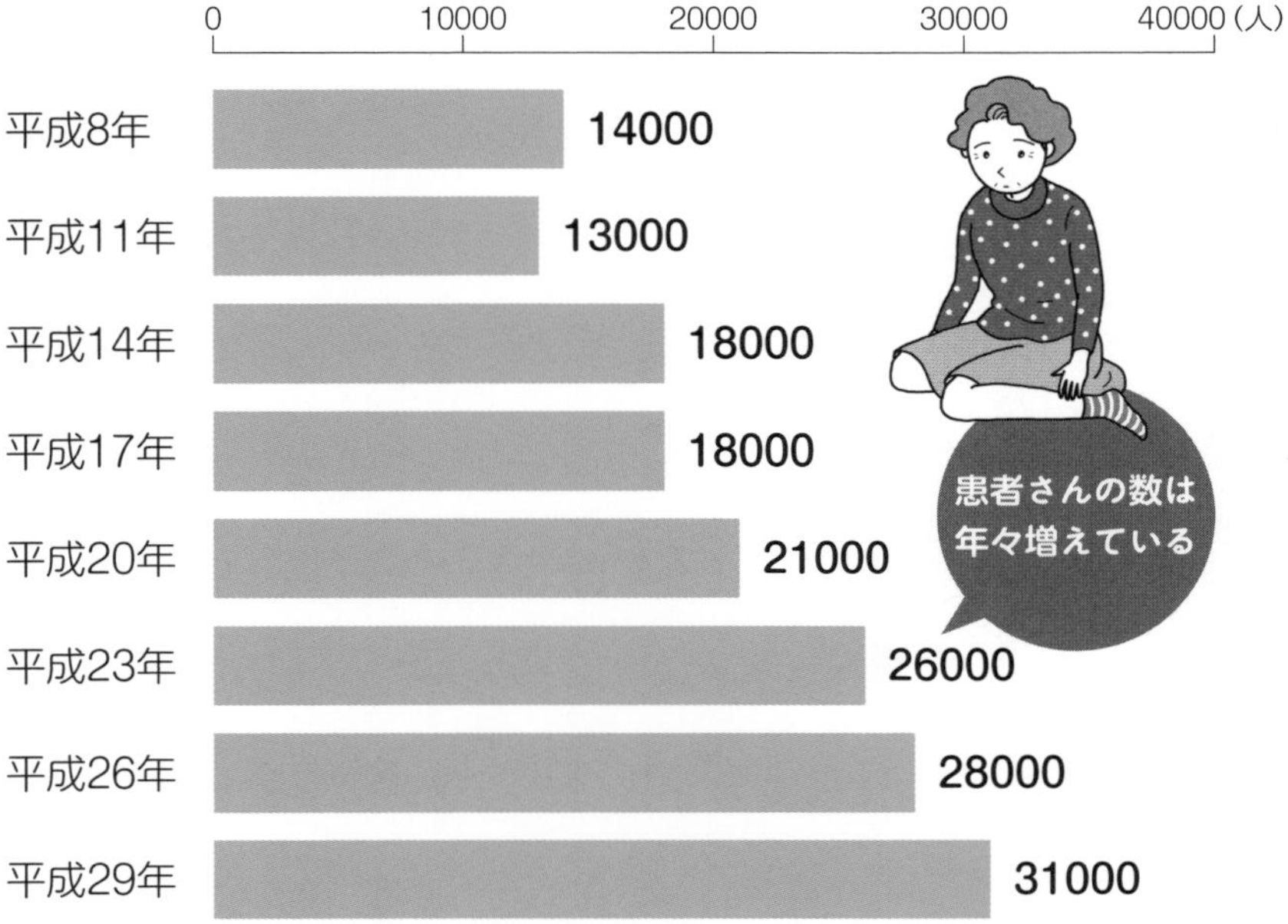
0
10000
20000
30000
40000（人）
平成8年
14000
平成11年
13000
平成14年
18000
平成17年
18000
平成20年
21000
平成23年
26000
平成26年
28000
平成29年
31000
患者さんの数は
年々増えている

※厚生労働省　平成29年 患者調査（傷病分類編）より

※総患者数：調査日現在において、継続的に医療を受けている者（調査日には医療施設を受療していない者も含む）の数を次の算式により推計したもの。
総患者数＝入院患者数＋初診外来患者数＋再来外来患者数×平均診療間隔×調整係数（6/7）

静脈は心臓に戻る血液が流れている血管

下肢静脈瘤は、血管の病気です。全身に張り巡らされている血管の起点は心臓。心臓は一定のリズムで拍動し、血液を送り出しています。

心臓から体のすみずみまで血液を届ける血管が「**動脈**」、体の各部位から心臓に戻る血液が通る血管が「**静脈**」です。静脈の多くは、動脈より皮膚の浅い部分を通っています。下肢静脈瘤は、足の表面近くを通る血管に起こる病気です。

●心臓より下にある静脈では、重力に逆らって血液を押し上げている

動脈と静脈では、血液が流れるしくみが違います。動脈では、心臓のポンプのような働きによって血液が押し出されて勢いよく流れています。しかし、静脈では血液の流れはゆっくりであるため、心臓より下の部分では重力に逆らって、血液を押し上げる必要があります。

血液の循環

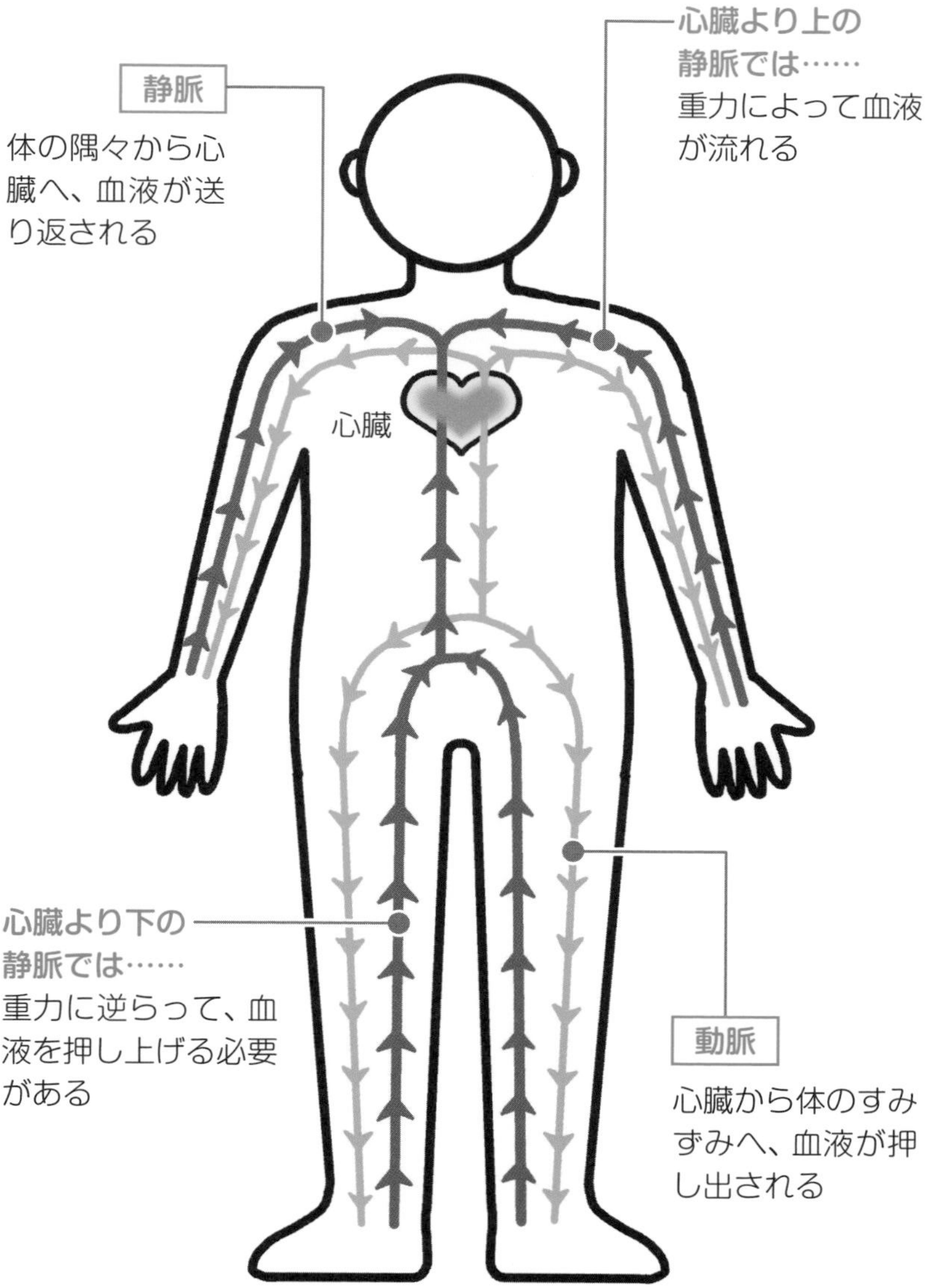
静脈
体の隅々から心臓へ、血液が送り返される
心臓より上の静脈では……
重力によって血液が流れる
心臓
心臓より下の静脈では……
重力に逆らって、血液を押し上げる必要がある
動脈
心臓から体のすみずみへ、血液が押し出される

静脈のしくみと足の血液の流れ

体の各部から心臓へ血液が戻ることを、「静脈還流《じょうみゃくかんりゅう》」といいます。心臓より低い部位からは、血液を押し上げる必要があるため、人の体には静脈還流を支える3つの機能が備わっています。

●静脈の血流を助ける3つの機能

ひとつめが「**筋ポンプ作用**」。足を動かした際、静脈の周囲の筋肉が緊張したりゆるんだりすることによって、血管内の血液を押し上げるものです。ふたつめが、おもに足の静脈にある「**逆流防止弁**」。静脈の内側には「八」の字形をした薄い膜がついています。この膜は、筋ポンプ作用によって血液が流れてきたときだけ開き、血液が通るとすぐに閉じます。押し上げられた血液が、重力によって逆流するのを防いでいるのです。3つめが「**呼吸**」。呼吸に応じて胸の内部の圧力が変化し、静脈内の血液が心臓に戻るのを助けています。

足から心臓へ血液を戻すしくみ

呼吸

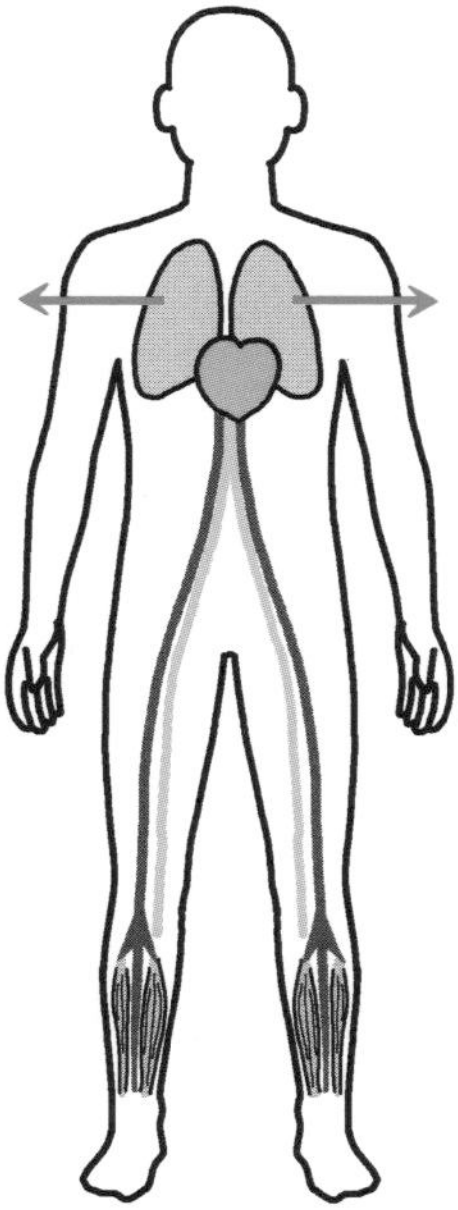

息を吸うと胸（胸腔）の中のスペースが広がる

↓

胸腔内の圧力が下がる

↓

静脈の中の血液が胸腔のほうへ戻りやすくなる

筋ポンプ作用

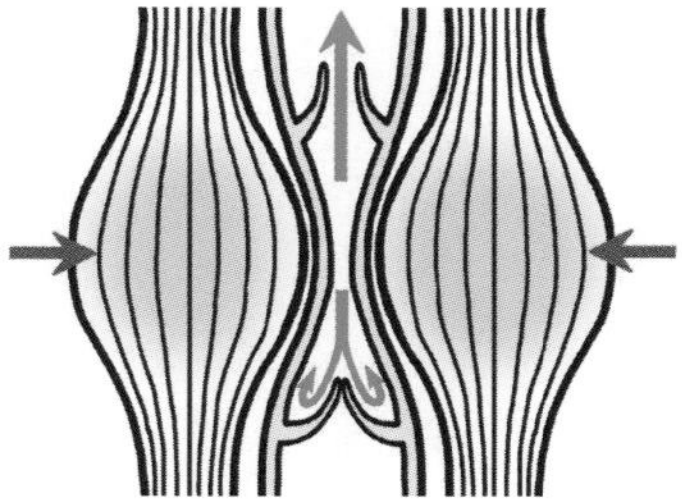

体を動かす際、ふくらはぎの筋肉が収縮・弛緩

↓

筋肉の動きがポンプのように作用し、静脈内の血液を押し上げる

逆流防止弁

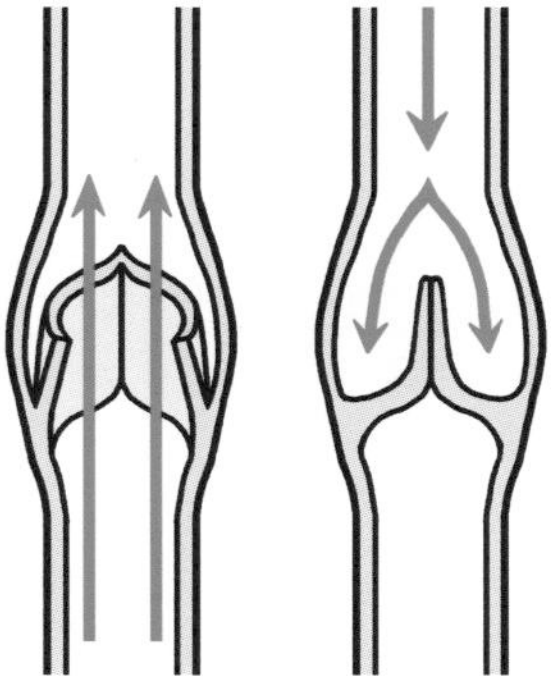

静脈の中にある「ハ」の字型の薄い膜が、血液が押し上げられてくると開く

↓

血液が通過すると閉じる

↓

重力によって血液が逆流（上から下へ流れる）のを防ぐ

下肢静脈瘤の原因

静脈還流を支える3つの機能（14ページ参照）のうち、どれかひとつでも低下すると、血液が心臓に戻りにくくなってしまいます。もっとも多くみられるのが、「逆流防止弁」のトラブルです。弁がこわれる原因としては、加齢や遺伝、生活習慣などが考えられます。

逆流防止弁がこわれると血液の逆流が起こる

正常な弁は、血液が下から上へ流れるときだけ開くようになっています。でも弁がこわれると、血管内の血液は重力によって下へ落ちていくため、血液の逆流が起こります。

足の静脈の内側には、一定の間隔で逆流防止弁があります。でも上にある弁がこわれると、落ちてくる血液の重みでその下の弁も連鎖的にこわれていきます。こうして血液の逆流が起こると、血液がたまった部分の血管の壁が引きのばされ、こぶ状の下肢静脈瘤になってしまうのです。

下肢静脈瘤のおもな原因

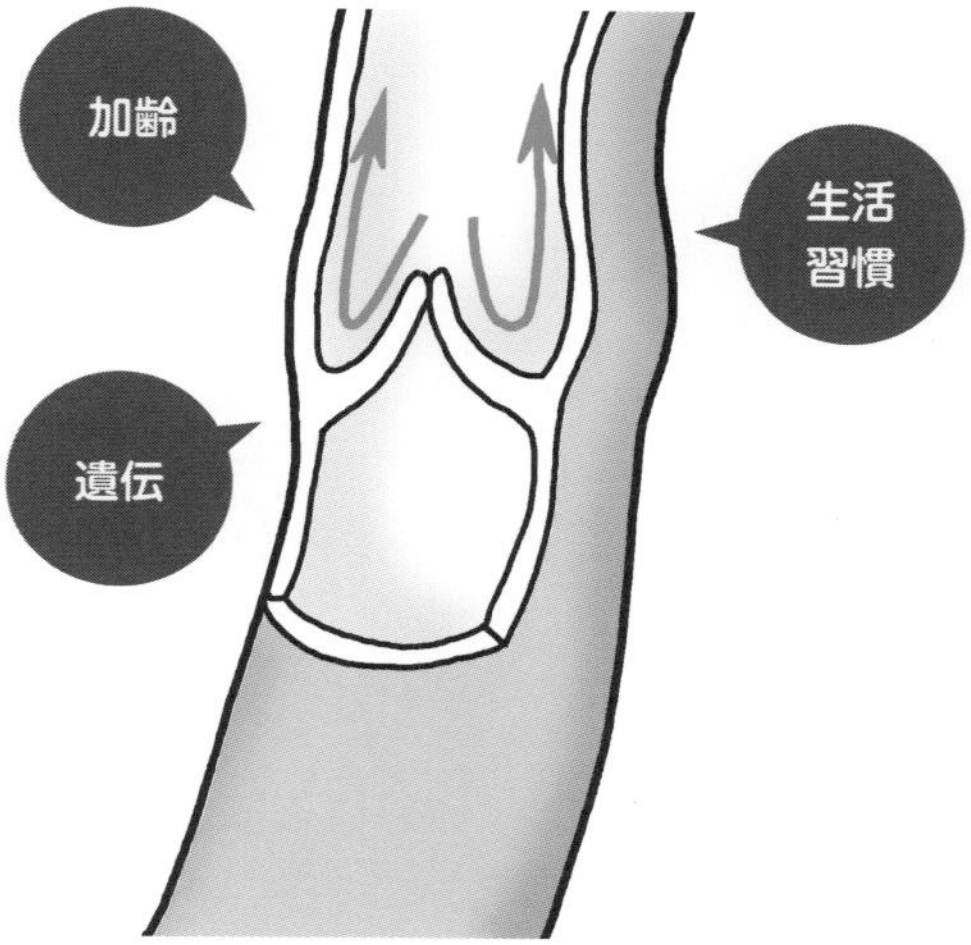
加齢
生活
習慣
遺伝

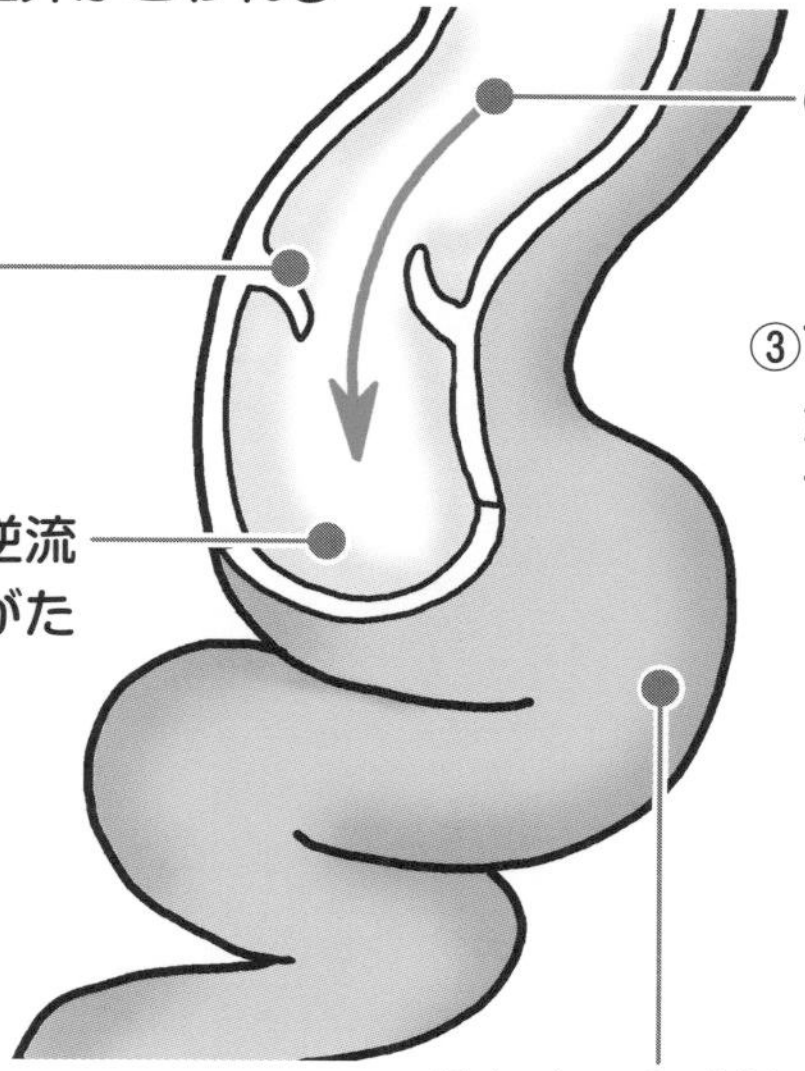
①静脈の逆流防止弁がこわれる
②重力によって血液が流れ落ちる
③下の弁に負担がかかり、こわれていく
④静脈の一部に逆流してきた血液がたまる
⑤たまった血液の圧力で血管の壁がひきのばされる

⑥下肢静脈瘤ができる

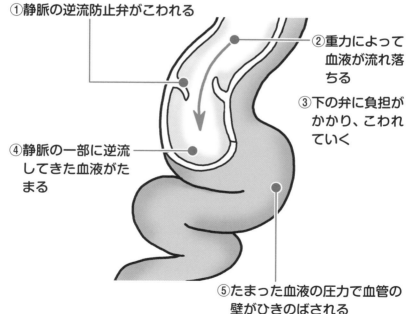

下肢静脈瘤の種類①　伏在型静脈瘤

下肢静脈瘤は、血管がこぶのように盛り上がる「伏在型静脈瘤《ふくざいがた》」と、それ以外の「軽症静脈瘤《けいしょう》」に分けられます。伏在型静脈瘤は、足の表面近くを通る太い静脈（伏在静脈）の逆流防止弁がこわれるために起こります。血管の一部が大きくふくらんだり、太くなった血管が浮き出したりし、むくみやだるさ、皮膚症状なども多く見られます。静脈の太さが直径4ミリ以上になったものを指し、症状が進むと手術が必要になることもあります。

●伏在型静脈瘤には2種類ある

表在静脈には、足首から太ももの付け根につながる大伏在静脈と、足首からひざの裏側につながる小伏在静脈があります。足の付け根の逆流防止弁がこわれて起こるものを「大伏在《だいふくざい》静脈瘤」、ひざの裏側の弁がこわれて起こるものを「小伏在《しょうふくざい》静脈瘤」といいます。

伏在型動脈瘤とは

表在静脈

足の表面近くにある太い静脈

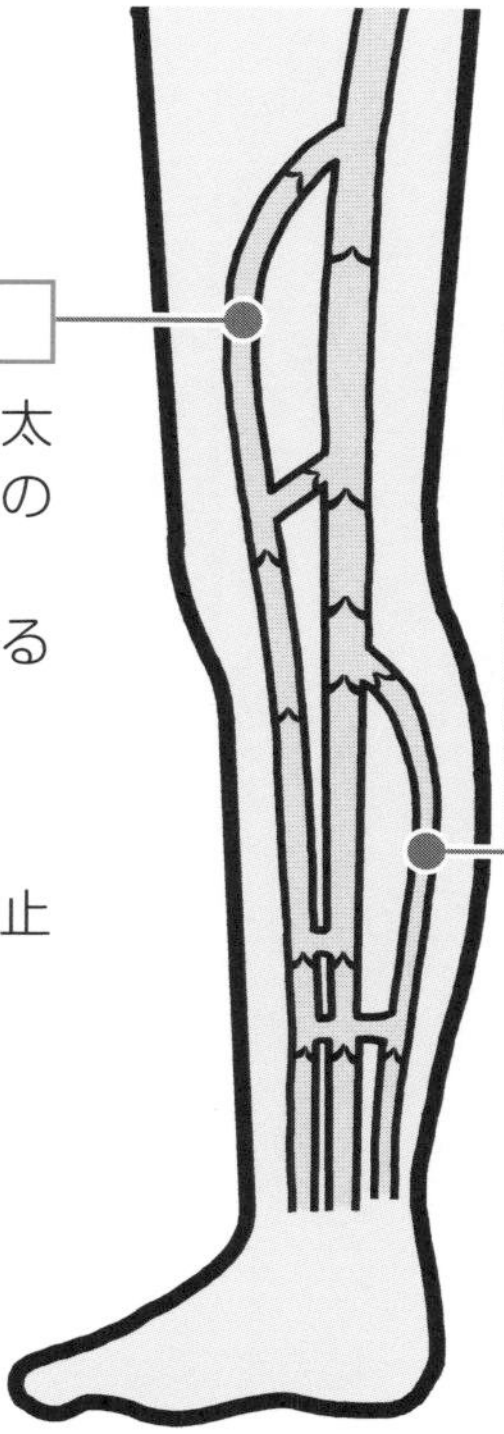

大伏在静脈

足首～ふくらはぎ～太ももの内側～太ももの付け根
→体の深い部分にある静脈につながる

↓

足の付け根の逆流防止弁がこわれる
→大伏在静脈瘤

小伏在静脈

足首～ふくらはぎ～ひざの裏
→体の深い部分にある静脈につながる

↓

ひざの裏の逆流防止弁がこわれる
→小伏在静脈瘤

↓

こわれた弁の下にある弁も連鎖的にこわれる

↓

それぞれの静脈に沿ってこぶができたり、静脈が太く浮き上がったりする

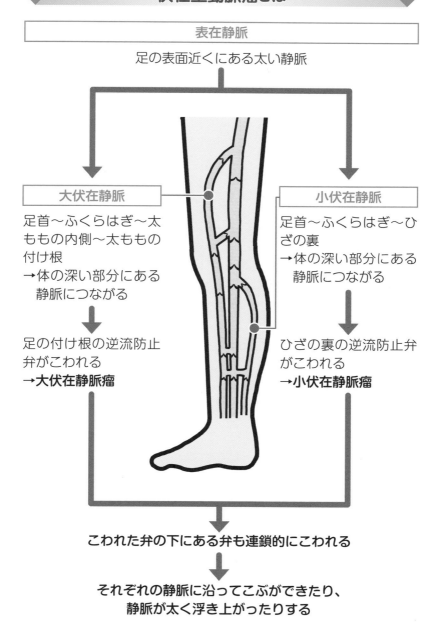

下肢静脈瘤の種類② 軽症静脈瘤

大きなこぶや血管の盛り上がりが目立つ伏在型静脈瘤以外は、軽症に分類されます。軽症静脈瘤には、次の4タイプがあります。

①側枝型《そくしがた》静脈瘤　表在静脈から枝分かれした血管で起こり、血管の太さが直径2～3ミリまでのものを指します。こぶは目立ちますが、自覚症状はほとんどありません。

②網目状静脈瘤　皮膚の表面近くの細い静脈で起こります。静脈が網目のように青く透けて見えます。こぶのように盛り上がることはなく、自覚症状もありません。

③クモの巣状静脈瘤　皮膚表面の毛細血管で起こり、細い血管がクモの巣のように赤く広がって見えます。網目状静脈瘤と併発することが多く、自覚症状はありません。

④陰部静脈瘤　側枝型静脈瘤のうち、女性の外陰部や内股、太ももの裏側に見られるもの。痛みやむくみなどの症状があり、生理時に自覚症状が強くなります。閉経すると症状は軽くなります。

軽症静脈瘤のタイプ

①側枝型静脈瘤

表在静脈から分かれた、やや細い血管で起こる。こぶが目立ち、血管の太さは直径2～3mm。

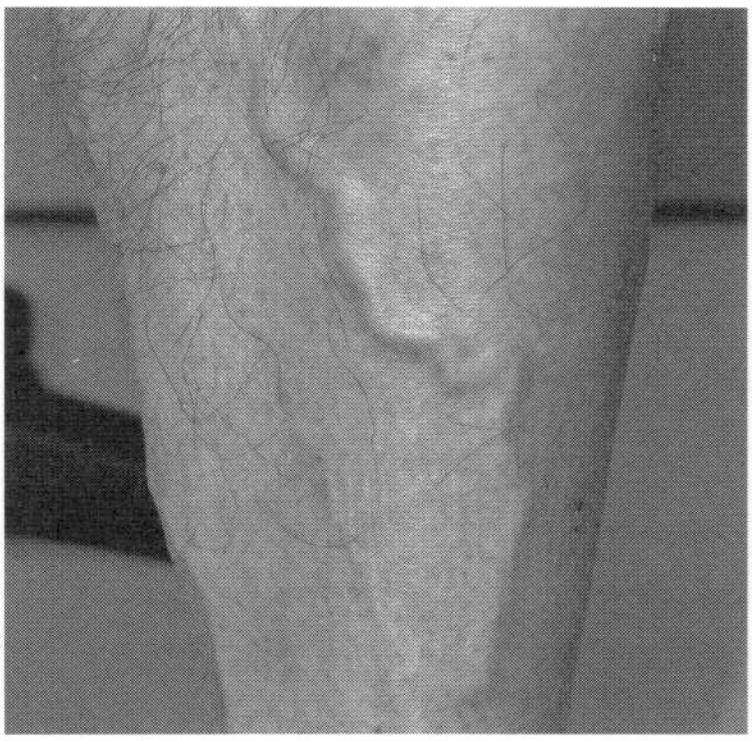

②網目状静脈瘤

皮膚の表面近くの細い静脈で起こる。血管の太さは直径1～2mm。血管が網目のように青く見える。

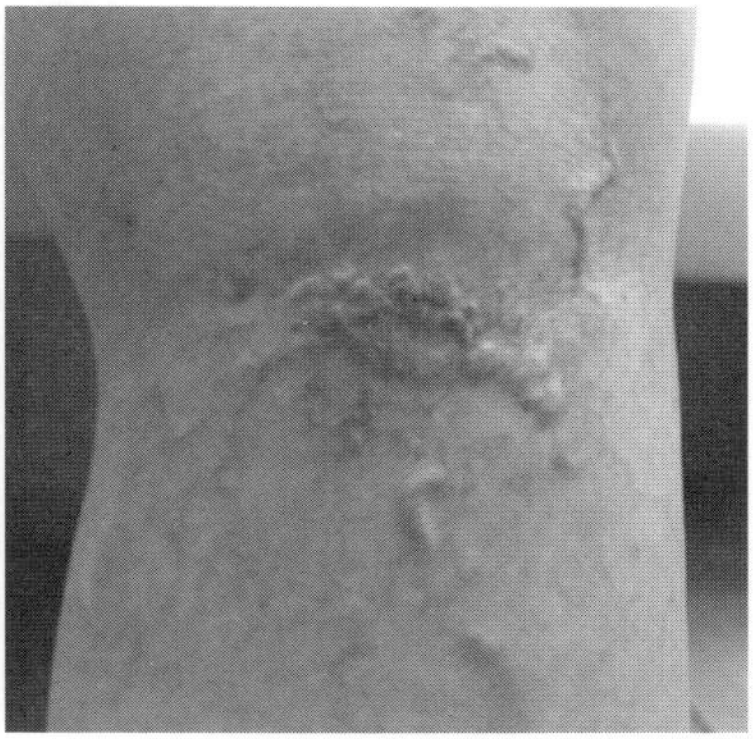

③クモの巣状静脈瘤

皮膚表面の毛細血管で起こる。血管の太さは直径0.1mm程度。血管が赤いクモの巣のように見える。

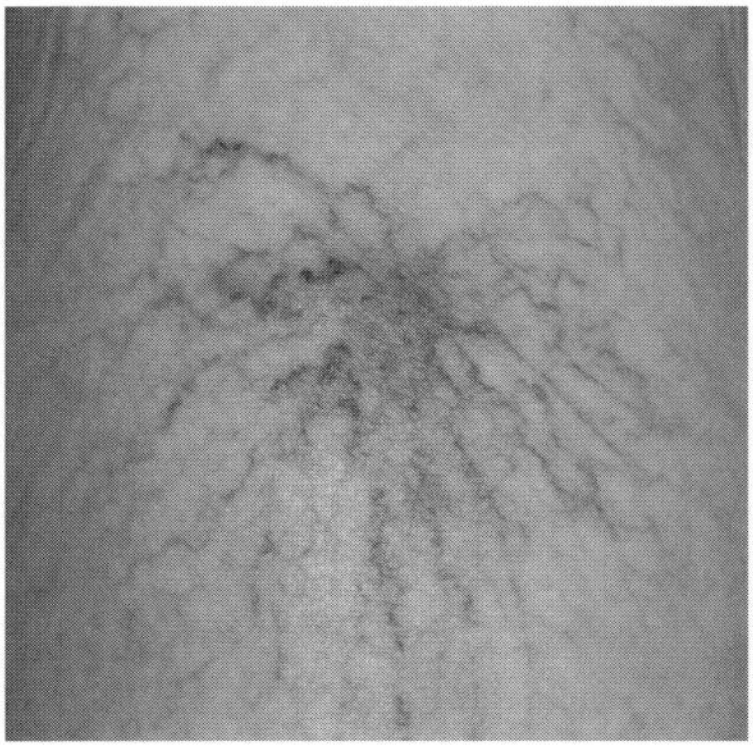

④陰部静脈瘤

側枝型静脈瘤のうち、女性の外陰部や内股、太ももの裏側に見られるもの。

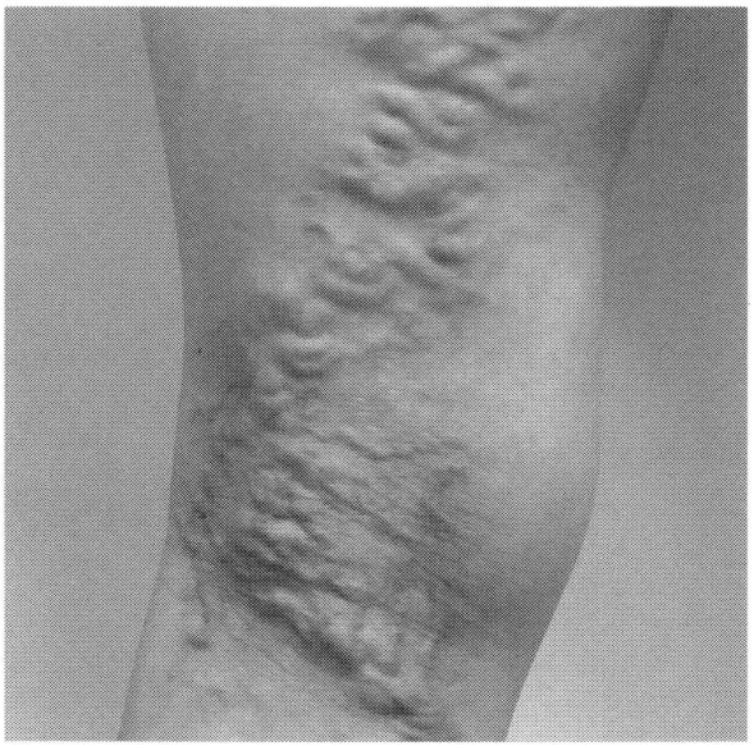

日常生活に支障がないなら治療しなくてもよい

下肢静脈瘤がすべて病院での治療が必要なわけではありません。実際に、健康診断やかかりつけ医を受診した際に下肢静脈瘤について相談すると、「治療の必要はない」と言われることも少なくありません。これは、下肢静脈瘤が命にかかわる病気ではないからです。

●診断を受けたうえで治療法などを考える

下肢静脈瘤のおもな問題点は、ふくらんだ血管が目立ったり、むくみなどの不快な症状が現れたりすることです。見た目が気にならず、生活に支障をきたすような症状もないなら、「治療しない」という選択肢もあります。ただし、治療するかどうかを決めるためには、自分の症状が下肢静脈瘤によるものだと確認しておく必要があります。症状に気づいたときは早めに専門医を受診し、下肢静脈瘤であるという診断を受けたうえでその後の対応を考えましょう。

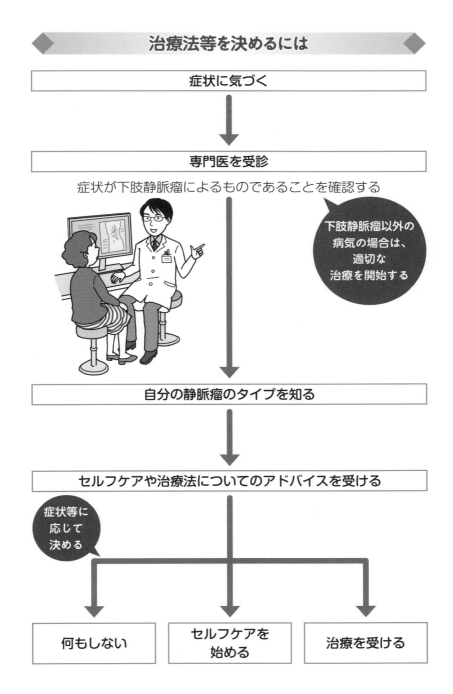

治療法等を決めるには

症状に気づく

↓

専門医を受診

症状が下肢静脈瘤によるものであることを確認する

下肢静脈瘤以外の病気の場合は、適切な治療を開始する

↓

自分の静脈瘤のタイプを知る

↓

セルフケアや治療法についてのアドバイスを受ける

症状等に応じて決める

↓

- **何もしない**
- **セルフケアを始める**
- **治療を受ける**

下肢静脈瘤が自然に治ることはない

下肢静脈瘤には、「治療しない」という選択肢もあります。でも「治療しなくてもよい」＝「自然に治る」ということではありません。ほとんどの下肢静脈瘤は、静脈の逆流防止弁がこわれることが原因で起こります。体調や環境などの影響で症状が軽くなったように思えることはありますが、こわれてしまった弁が自然に元通りになることはないのです。

●根本的に治さなくても症状の改善&予防は可能

下肢静脈瘤の場合、こわれた弁をそのままにしておいても、命にかかわるようなことはありません。また、どんなに症状が進んでいても、適切な治療をすれば治すことができます。それほど重症でない場合は、セルフケアや生活の工夫で症状を改善したり、発症や進行を予防したりすることも可能です。

下肢静脈瘤に気づいたら

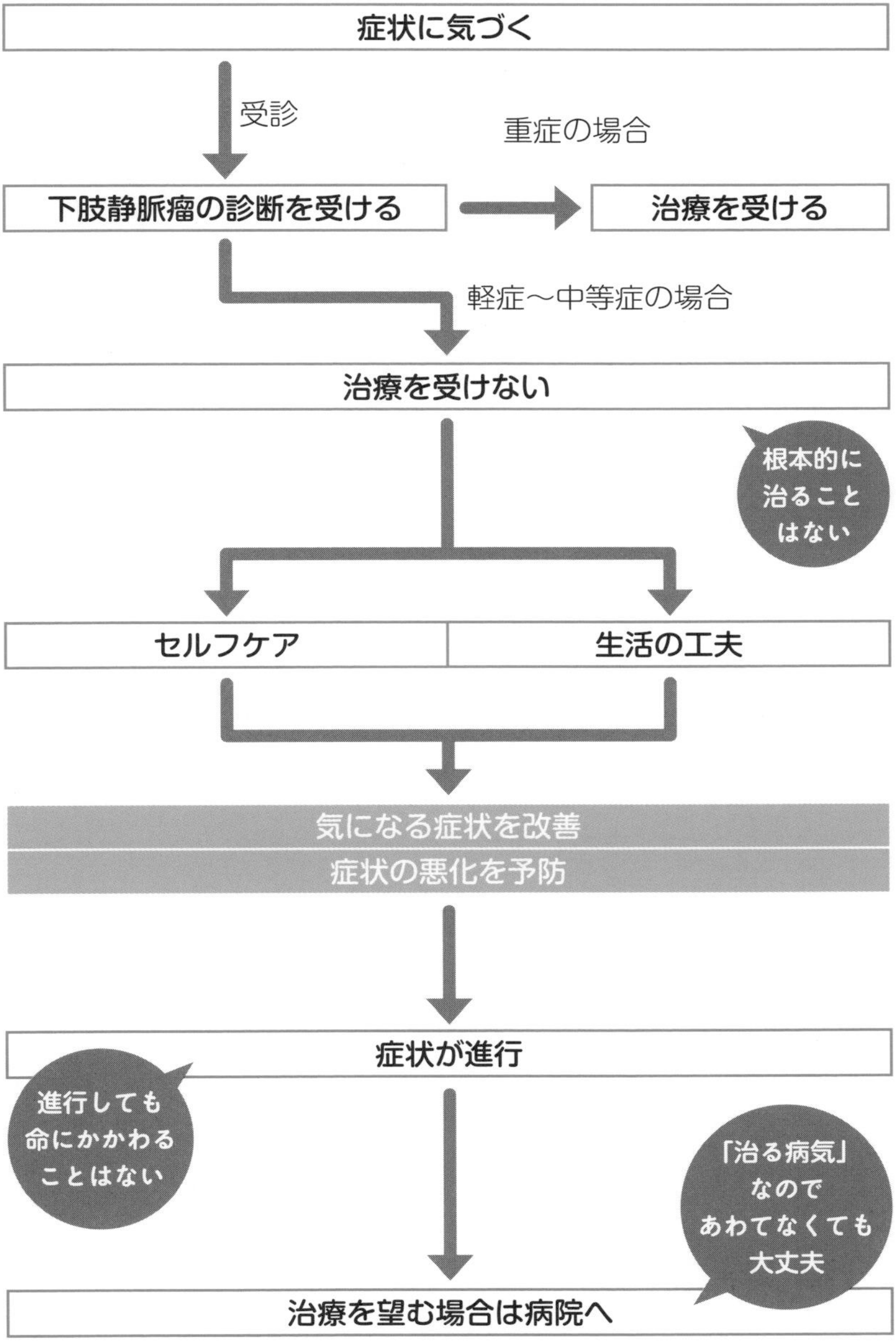

下肢静脈瘤に似た病気

むくみやだるさ、痛みなど、足になんらかの不調を感じた場合は、そのままにせず、医師の診察を受けましょう。不調の原因が下肢静脈瘤であればあわてて治療を始めなくても大丈夫ですが、他の病気が原因だった場合、治療の遅れが深刻な影響を及ぼすこともあるからです。

●足の症状は下肢静脈瘤以外の原因でも起こる

足に何らかの症状が見られる場合、内科的な疾患や、骨や関節の病気がかかわっていることも考えられます。むくみに関しては、体質や生活習慣、加齢などが原因であることも少なくありませんが、病気が隠れている可能性もあります。足の不調に加えて、血管のふくらみなど下肢静脈瘤特有の症状が見られる場合も自己判断は避けましょう。下肢静脈瘤と他の病気が併発している可能性もあるからです。

下肢静脈瘤と似た症状が見られる病気の例

むくみ

- 甲状腺疾患
- 薬の副作用
- 腎不全
- リンパ浮腫
- 心不全
- 肝硬変
- 貧血

など

がんの手術の際、リンパ節を切除すると起こることがある

※加齢、体質、生活習慣などが原因の生理的なむくみであることも多い

足のだるさや疲れ

- 脊柱管狭窄症《せきちゅうかんきょうさくしょう》
- 閉塞性動脈硬化症《へいそくせいどうみゃくこうかしょう》

など

足の痛み

- 変形性膝関節症
- 脊柱管狭窄症
- 閉塞性動脈硬化症
- 足底腱膜炎《そくていけんまくえん》

など

下肢静脈瘤が原因で痛みが起こることは多くない

症状の原因を正しく知り、適切に対処することが大切！

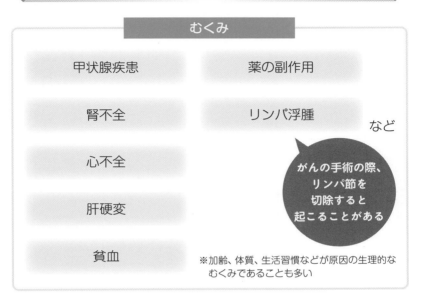

下肢静脈瘤＝エコノミークラス症候群ではない

下肢静脈瘤に関する誤解のひとつに、「エコノミークラス症候群」との関連があります。エコノミークラス症候群は正式な病名を「肺血栓塞栓症《はいけっせんそくせんしょう》」といい、かたまった血液（血栓）によって肺の血管がつまる病気のことです。この病気は、同じ姿勢を長時間続けるなど特殊な環境で起こるもので、発症の頻度も高くありません。また、下肢静脈瘤はごく弱い危険因子でしかありません。

下肢静脈瘤が命にかかわることはない

エコノミークラス症候群を引き起こすのは、体の深い部分を走る「深部静脈《しんぶじょうみゃく》」にできる血栓。でも下肢静脈瘤は、皮膚の表面近くを走る「表在静脈《ひょうざいじょうみゃく》」の病気です。普通の生活を送っている限り、下肢静脈瘤が悪化してもエコノミークラス症候群を引き起こすことはありません。エコノミークラス症候群を恐れて、予防的な意味で下肢静脈瘤の治療を行う必要はないのです。

下肢静脈瘤とエコノミークラス症候群

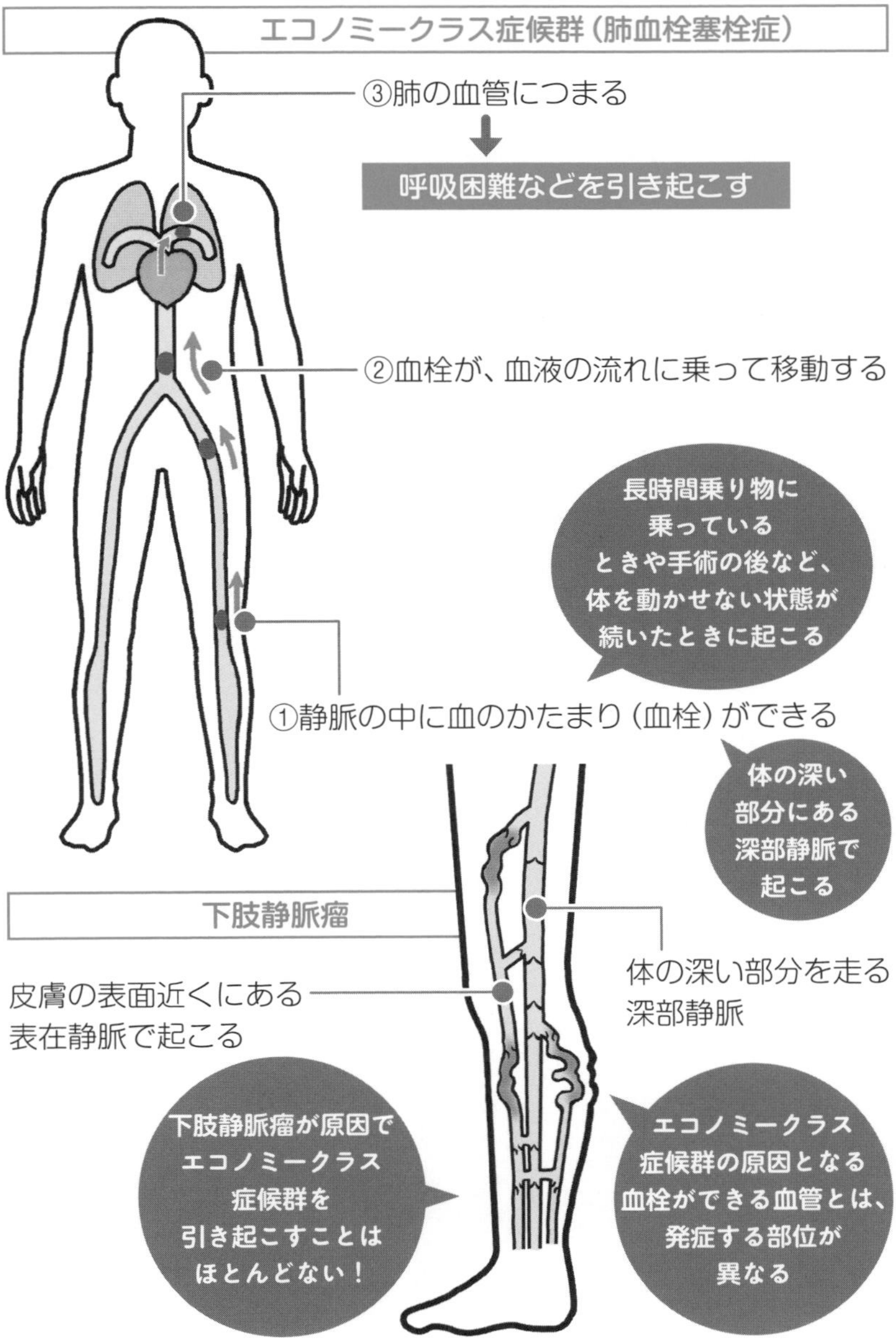
エコノミークラス症候群（肺血栓塞栓症）
③肺の血管につまる
呼吸困難などを引き起こす
②血栓が、血液の流れに乗って移動する
長時間乗り物に乗っているときや手術の後など、体を動かせない状態が続いたときに起こる
①静脈の中に血のかたまり（血栓）ができる
体の深い部分にある深部静脈で起こる
下肢静脈瘤
体の深い部分を走る深部静脈
皮膚の表面近くにある表在静脈で起こる
下肢静脈瘤が原因でエコノミークラス症候群を引き起こすことはほとんどない！
エコノミークラス症候群の原因となる血栓ができる血管とは、発症する部位が異なる

下肢静脈瘤は破裂したり足の切断の原因となったりしない

病名が似ているため、下肢静脈瘤と「動脈瘤《どうみゃくりゅう》」を混同している人も少なくありません。動脈瘤は動脈にできるこぶで、急に破裂して命にかかわることがあります。でも静脈瘤の場合、こぶが大きくなっても、自然に破裂することはありません。また、動脈にできた血のかたまり（血栓）で血管がつまると脳梗塞や心筋梗塞を引き起こしますが、体の表面に近い血管に起こる下肢静脈瘤が、こうした病気の原因になることもありません。

●下肢静脈瘤による潰瘍は治療すれば治る

下肢静脈瘤が進行すると皮膚症状が現れ、まれに潰瘍になることもあります。ただしこうした潰瘍は、適切な治療をすれば治すことができます。糖尿病などの合併症として起こる「壊疽《えそ》」とはまったく別のもので、悪化しても足の切断などにつながることはありません。

下肢静脈瘤に関する誤解

急に破裂する

破裂することがあるのは、動脈にできる「動脈瘤」。下肢静脈瘤が自然に破裂することはない。

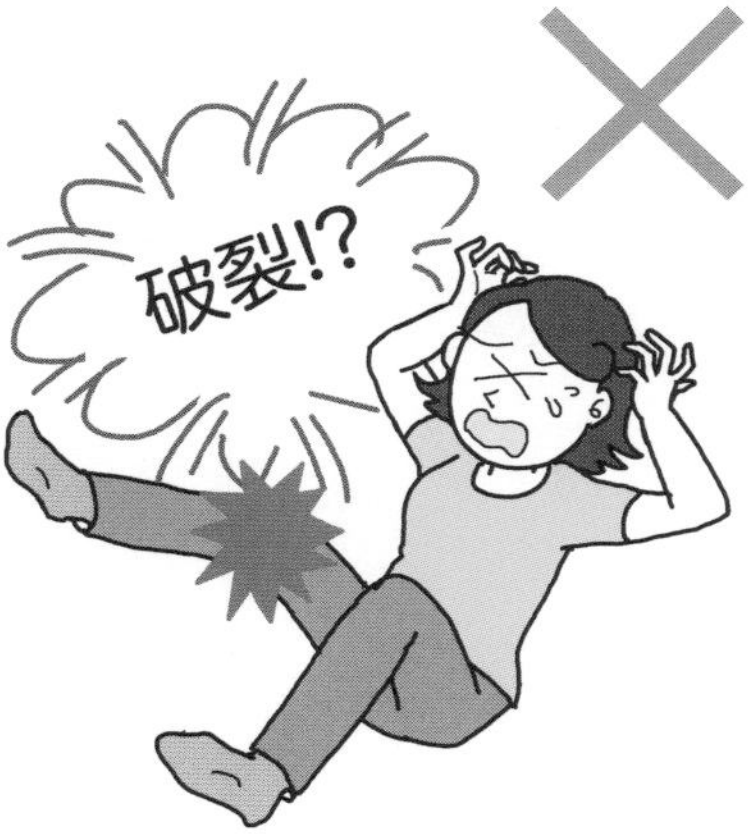

脳梗塞や心筋梗塞の原因になる

脳梗塞は脳の動脈、心筋梗塞は心臓の動脈に血栓が詰まるために起こる。下肢静脈瘤が直接の原因になることはない。

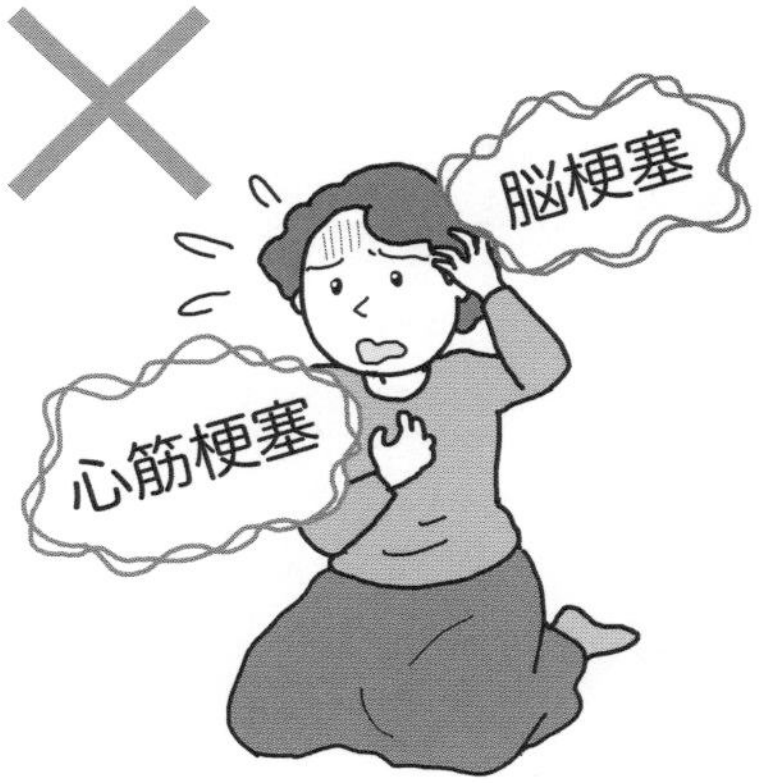

悪化すると足を切断しなければならない

足の切断につながる可能性があるのは、糖尿病や動脈硬化症によって「壊疽」が起こった場合。下肢静脈瘤によって生じることがある「潰瘍」は、治療すれば治すことができる。

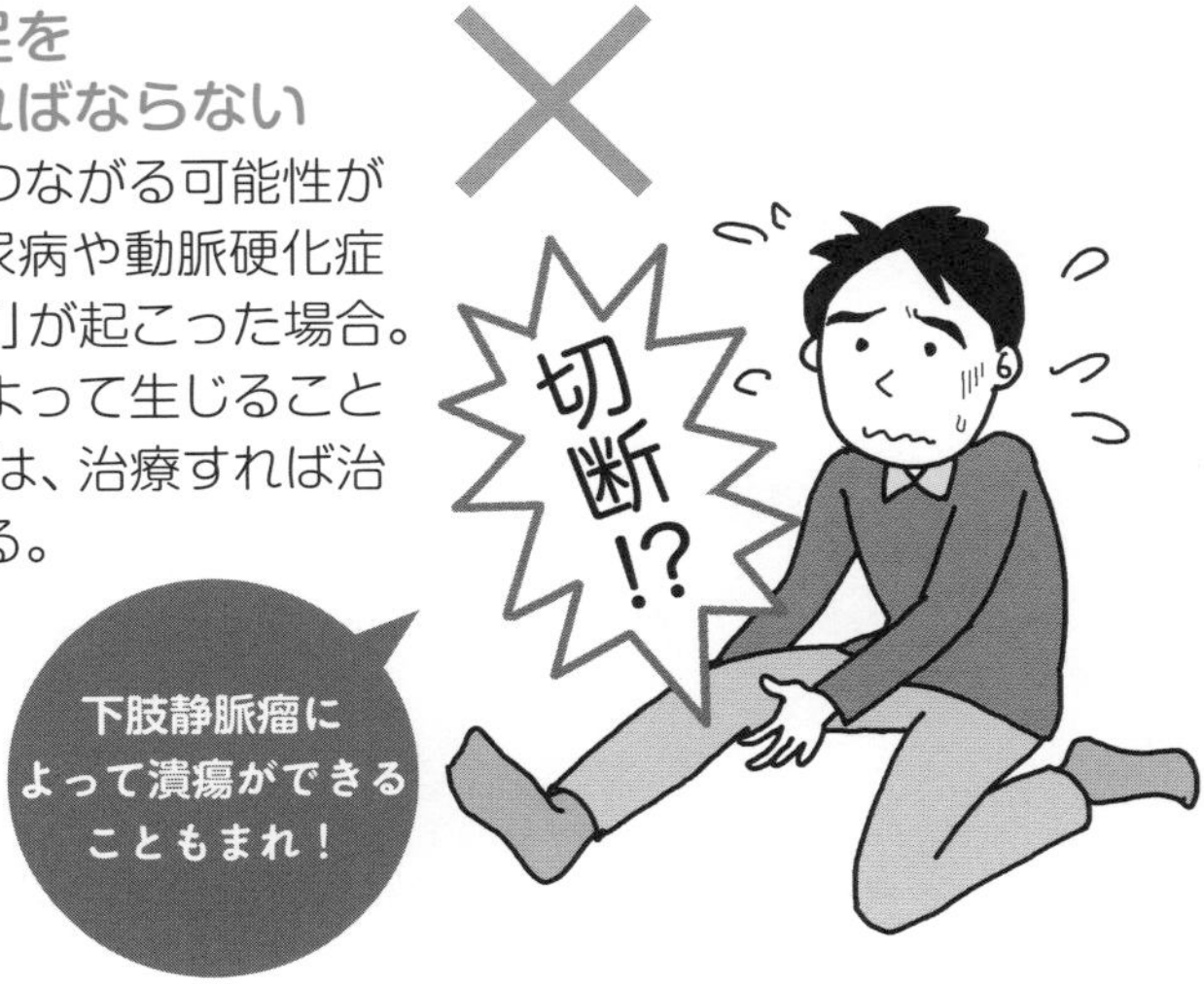
切断!?
下肢静脈瘤によって潰瘍ができることもまれ！

column

手の血管が目立つのも静脈瘤？

足に静脈瘤ができるおもな原因は、足から心臓へ血液を押し上げる必要があるため。静脈の「逆流防止弁」がこわれると血液が重力によって下に落ちるため、血管内に血液がたまってしまうのです。でも、手の場合は心臓とほぼ同じ高さにあるので、静脈の弁がこわれることはほぼありません。手の血管が浮き出して見えるのは、加齢や体質による生理的な静脈の拡張によるものです。

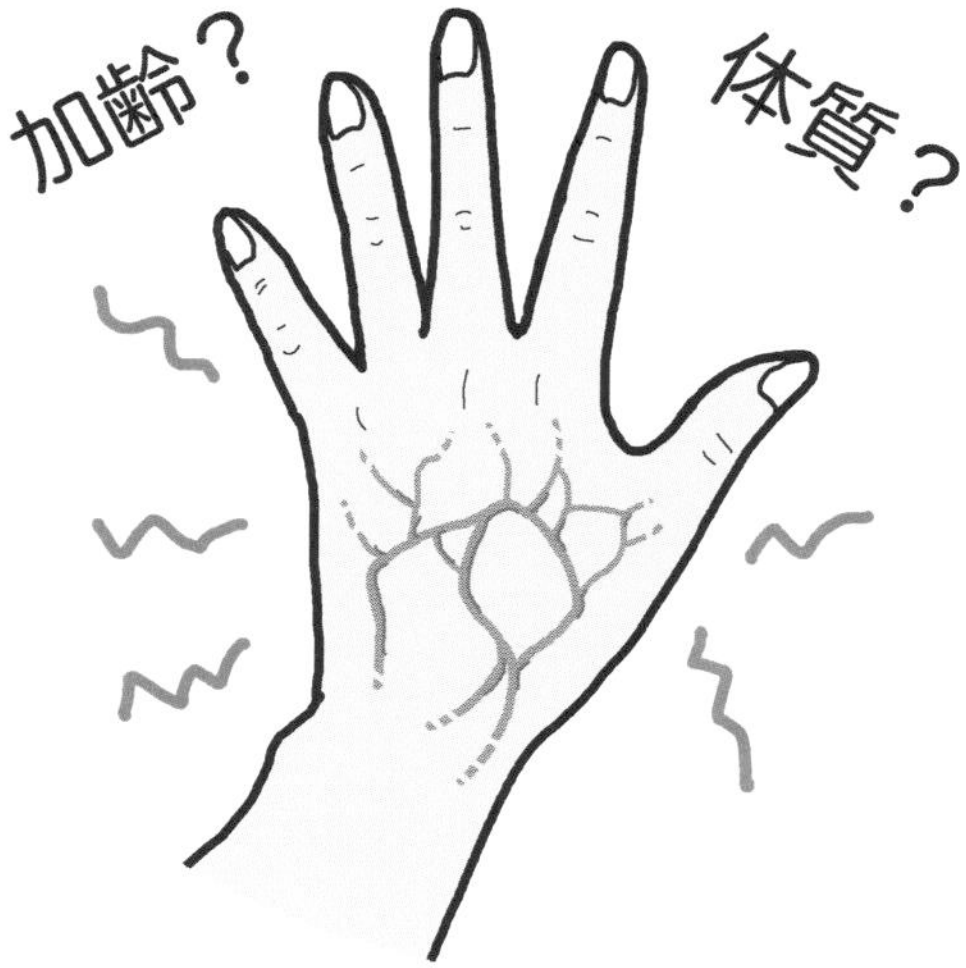

第2章

こんな症状が出たら下肢静脈瘤かも？

もしかして、下肢静脈瘤？

下肢静脈瘤のうち、伏在型静脈瘤は血管がこぶのように盛り上がったり浮き出して見えたりするため、下肢静脈瘤であることを自覚することができます。でも軽症タイプの下肢静脈瘤の場合、発症していても気づかないことが少なくありません。自分の体の状態を把握するためにも、定期的に足の状態をチェックする習慣をつけましょう。

気になる症状がある人は要注意

下肢静脈瘤のおもな症状は見た目の変化ですが、それに加えて不快な症状が現れることがあります。また、血管のふくらみや血管が透けて見えるなど「見た目の症状」がなくても、なんらかの不調を感じることもあります。こういった場合、心臓に血液が戻る「静脈還流」がスムーズに行われていない「下肢静脈瘤予備軍」である可能性もあります。

下肢静脈瘤のセルフチェック

下記のうち、自分に当てはまるものをすべてチェックしてください。

- □ 夕方になると足が疲れ、重だるくなる
- □ 足がむくんでいる
- □ 寝ているときに足がつることがよくある
- □ 足がほてる
- □ 足に湿疹やかゆみがあり、なかなか治らない
- □ 足にしみや色素沈着が目立つ
- □ 足の皮膚がかたくなっている
- □ 足の血管が浮き出している
- □ 足にクモの巣状に細い血管が見える
- □ 近親者に下肢静脈瘤の人がいる

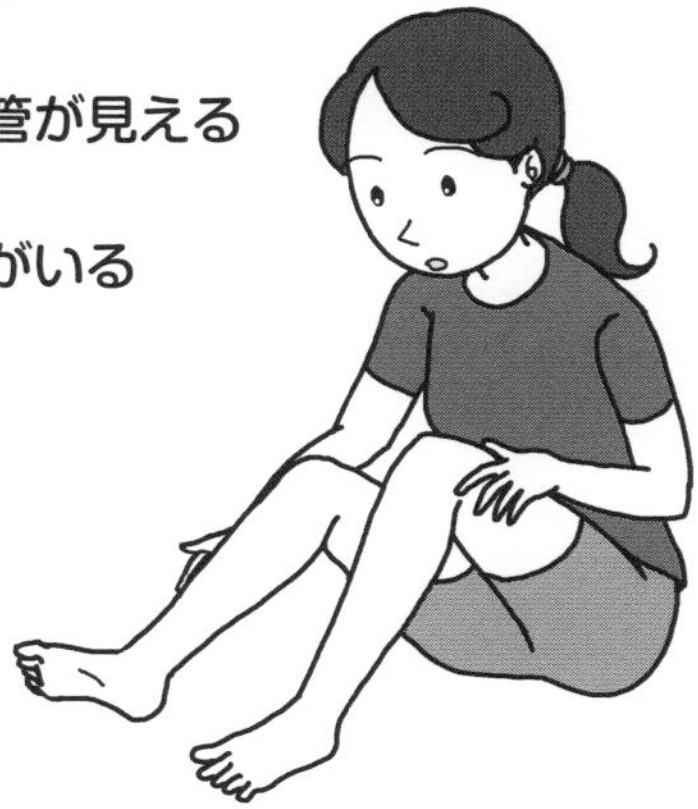

チェックが2つ以上
↓
下肢静脈瘤の可能性アリ

チェックが4つ以上
↓
医師の診察を受けましょう

下肢静脈瘤ができやすい場所
鏡の前で足の状態をチェック！

下肢静脈瘤の有無は、足をいくつかの部位に分けて確認していくのがおすすめです。チェックする際は、ショートパンツなど足全体を見られる服装で。立った姿勢で1～2分たってから大きな鏡の前に立ち、①～⑤の順に足の状態をじっくり見ていきましょう。

①足のつけ根～太ももの内側

②ひざの内側～ふくらはぎの内側

③足首のまわり

④太ももの裏側

⑤ふくらはぎの裏側

血管がふくらんでいたり細い血管が透けて見えたりしている場合は（18ページ～参照）、下肢静脈瘤の可能性があります。

足の状態を見るときは……

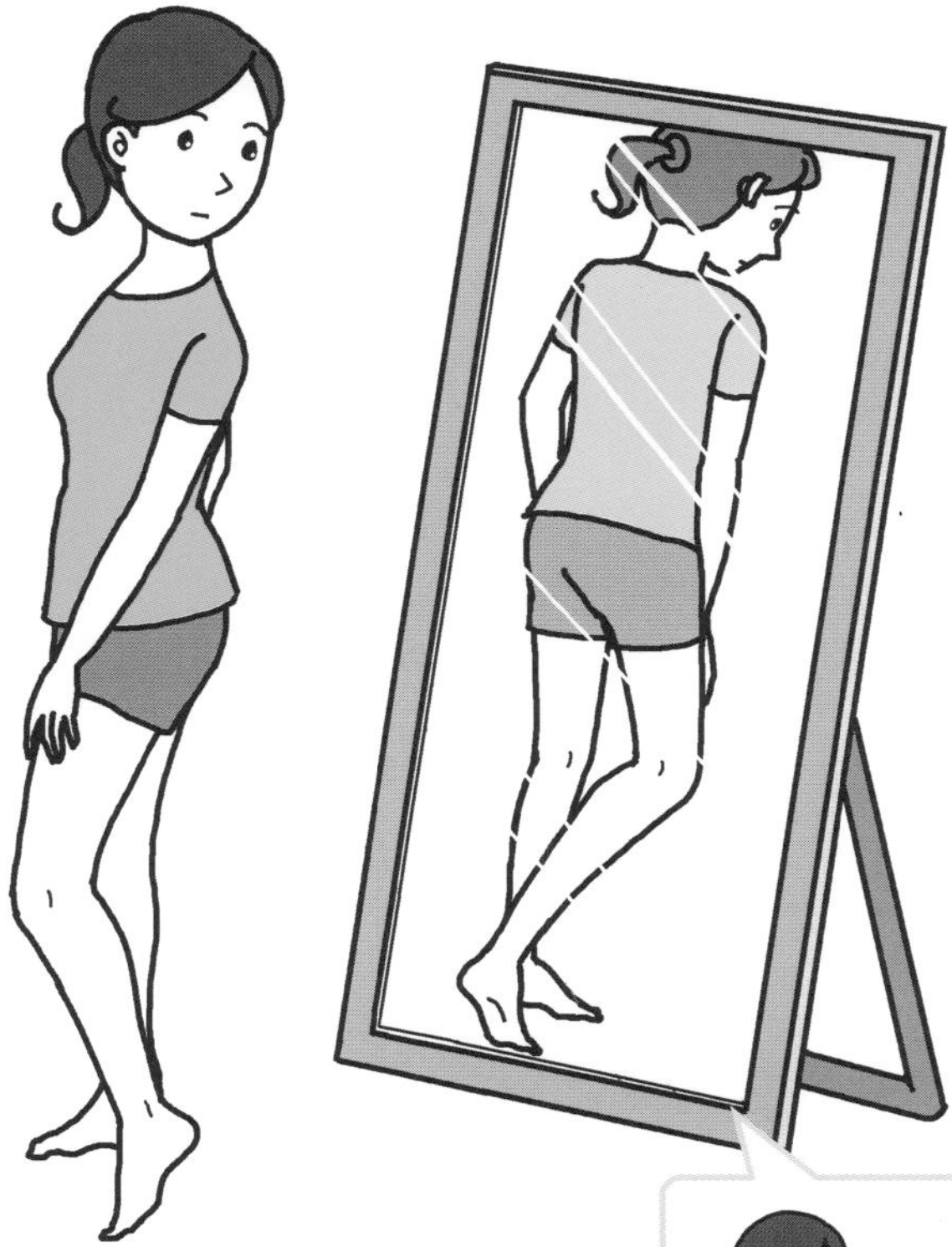

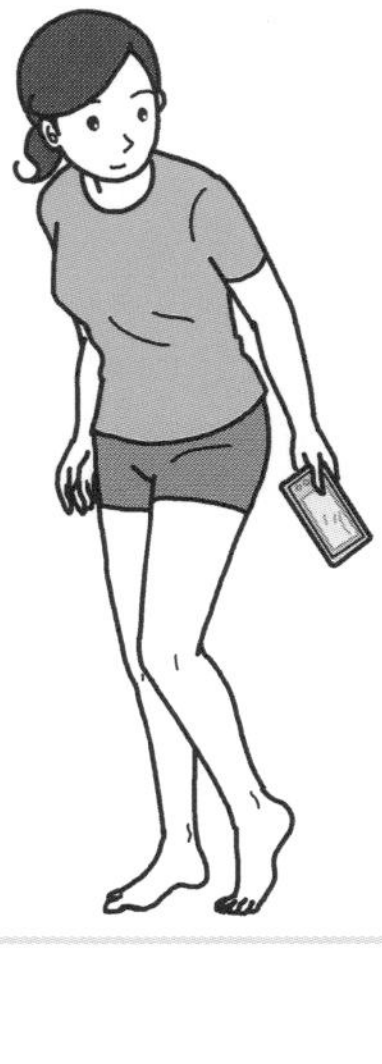

大きな鏡がないときは、スマートフォンで動画を撮影し、映像をチェックするとよい。

チェックするときは必ず立った姿勢で

座ったり横になったりしていると、血管のふくらみなどが目立ちにくい。

立った状態で1〜2分たってから行う

立ち上がった直後だと、血管のふくらみなどが目立ちにくい。

下肢静脈瘤の代表的な症状

下肢静脈瘤になると、足から心臓へ血液を押し戻す「**静脈還流**《じょうみゃくかんりゅう》」がうまくいかなくなります。血管がこぶのようにふくらんだり、太くなって浮き出して見えるようになったりするのは、本来は流れていくはずの血液が血管内にたまってしまうためです。

不快な症状は、静脈瘤のある足だけに現れる

静脈を流れる血液には、細胞からとり込んだ老廃物や二酸化炭素が含まれています。そのため、足の血管に血液が滞ったり老廃物がたまったりすることで、見た目以外にも気になる症状が現れることがあります。症状の有無や種類、程度には個人差がありますが、よく見られるものに、むくみ、だるさや疲れ、こむら返り、湿疹・炎症といった皮膚症状などがあります。下肢静脈瘤によるこうした症状は、静脈瘤のある側の足だけに起こるのが特徴です。

下肢静脈瘤の典型的な症状

見た目の変化

・血管がこぶのようにふくらむ
・血管が太く浮き出す
・細い血管が透けて見える　など

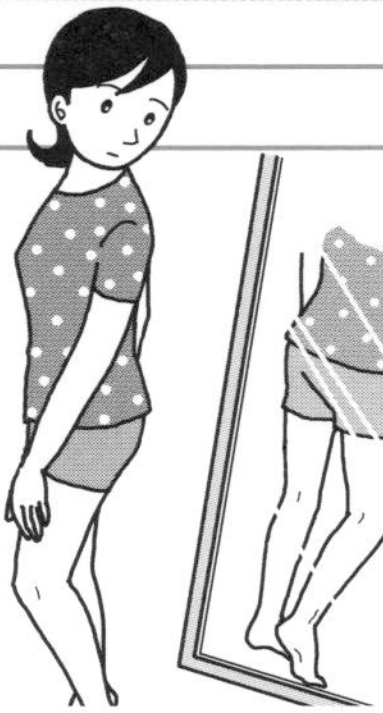

＋

だるさや疲れ（41ページ参照）

・午後〜夕方になると足が重く、だるい感じになる
・立ちっぱなし、座りっぱなしのときに起こることが多い

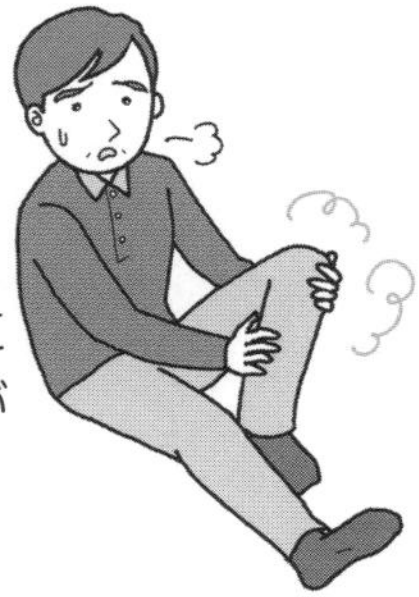

むくみ（40ページ参照）

・足を押すと指の後が残る
夕方になると靴がきつくなる
・夜、靴下の跡が残っている

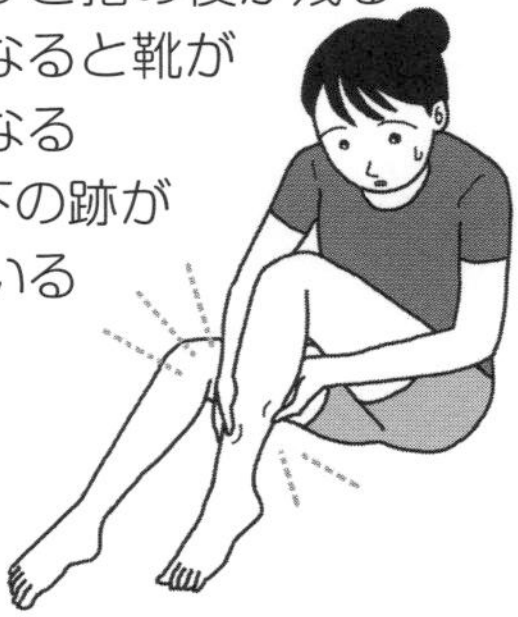

皮膚症状（湿疹・炎症など）（43ページ参照）

・湿疹ができたり、皮膚が茶色く変色してかたくなったりする
・下肢静脈瘤が進行すると起こることがある

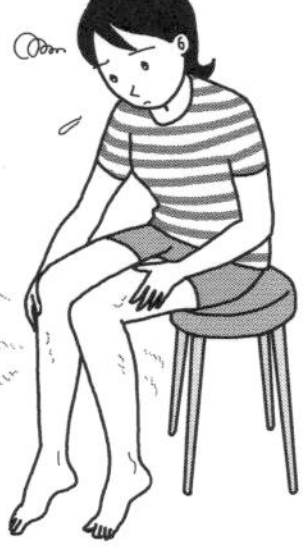

こむら返り（足のつり）（42ページ参照）

・足の筋肉が突然けいれんして痛む
・ふくらはぎに起こることが多い

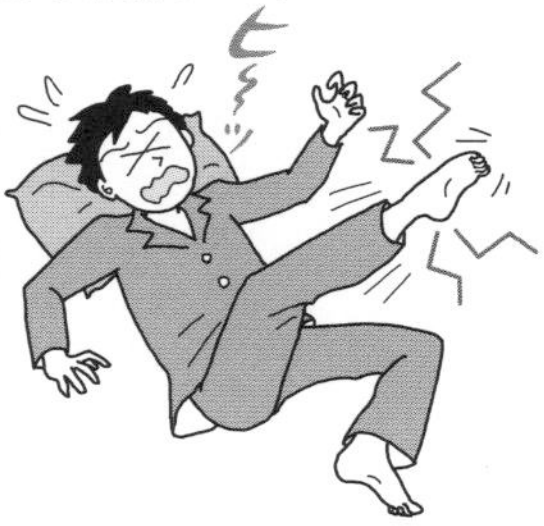

①足のむくみ

血管とその周囲の組織の間では、栄養と老廃物、酸素と二酸化炭素の交換が行われています。これらの物質は、血液と組織の液体成分に溶け込ませた形でやりとりされます。

足の静脈に血液がたまると血管内の圧力が高まるため、血液中の水分がしみ出します。その水分が組織にたまることが、むくみの原因です。

むくみのチェックのしかた

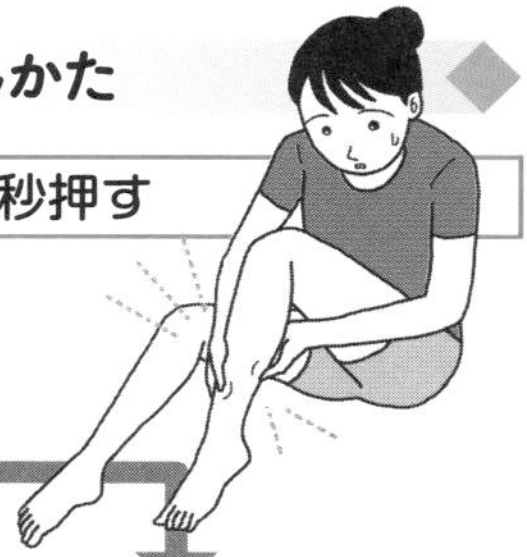

すねの骨の上を、指で強めに5〜10秒押す

↓

指を離しても指の跡が残ったまま	指を離すと元にもどる
↓	↓
むくみあり	むくみなし

むくみあり↓

「むくみ＝下肢静脈瘤」ではない

下肢静脈瘤によるむくみ	生理的なむくみ
静脈瘤がある側の足だけにむくみが起こる	両足にむくみが起こる

※立っている時間が長いなどの生活習慣、体質、加齢などもむくみの原因になる

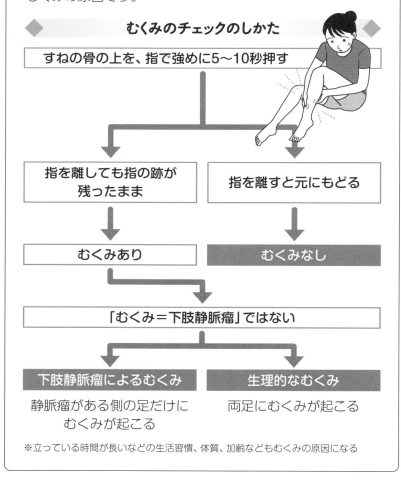

②足のだるさや疲れ

とくにふくらはぎのあたりに、疲れを感じます。「重だるい」「重痛い」などとも表現される不快感があり、足をもんだりたたいたりしたくなります。

下肢静脈瘤が原因の場合、午後～夜にかけて症状が見られる場合がほとんどです。立ちっぱなし、座りっぱなしなどの状態が続いたとき、静脈瘤がある側の足だけに起こります。

症状の特徴

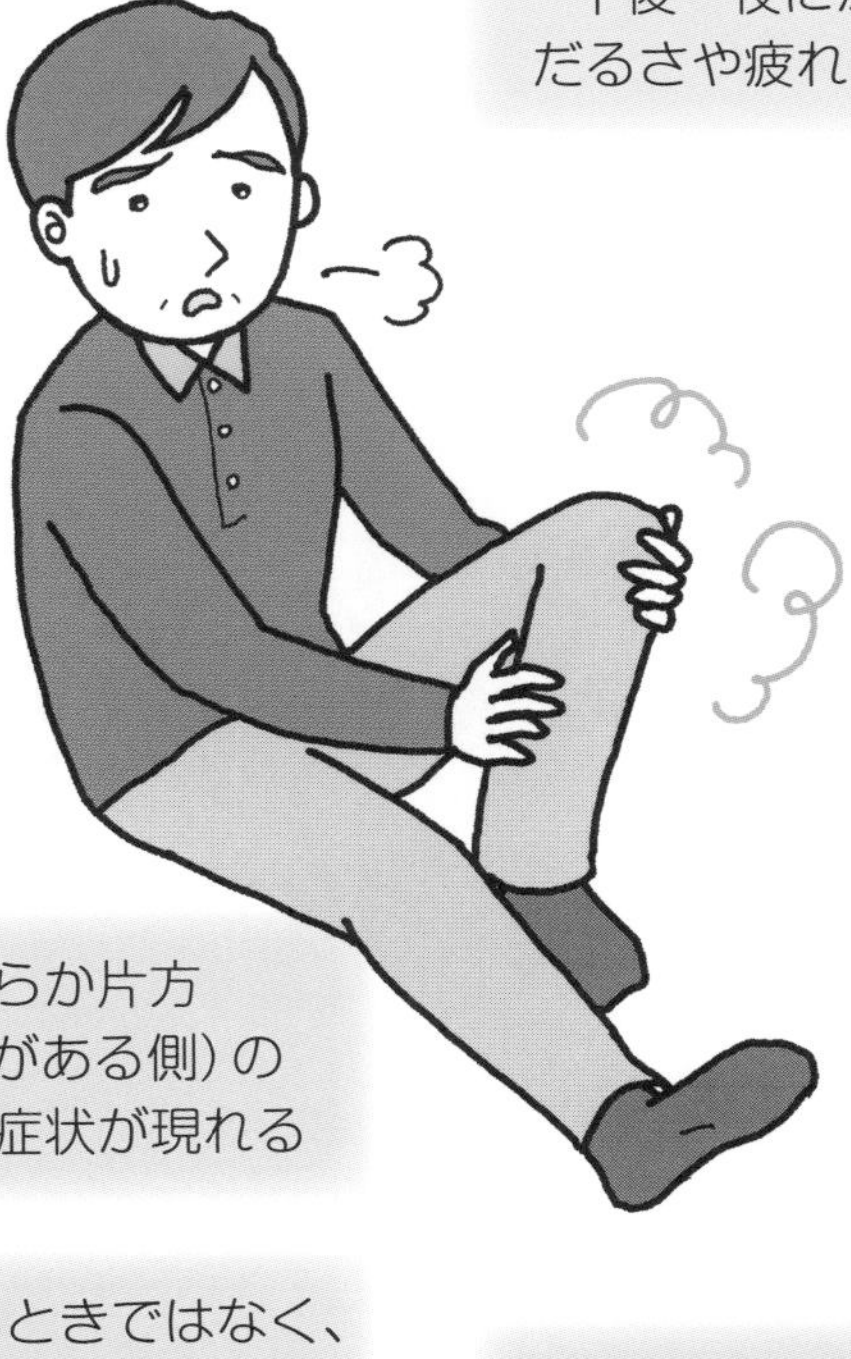
午後～夜にかけて、だるさや疲れを感じる
どちらか片方（静脈瘤がある側）の足だけに症状が現れる
歩いているときではなく、体を動かしていないときに起こる
とくにふくらはぎのあたりに不快感がある

③こむら返り

「足がつる」ともいわれます。筋肉のけいれんによって起こり、足の筋肉がとつぜんこわばり、強く痛みます。ふくらはぎによく見られますが、足の指や太ももなどに起こることもあります。

下肢静脈瘤によるこむら返りは、明け方、寝ているときに起こることが多いようです。軽症のときに多く見られ、症状が進むと、自然に起こらなくなります。

症状の特徴

足の筋肉がこわばり、強く痛む

静脈瘤のある足だけに起こる

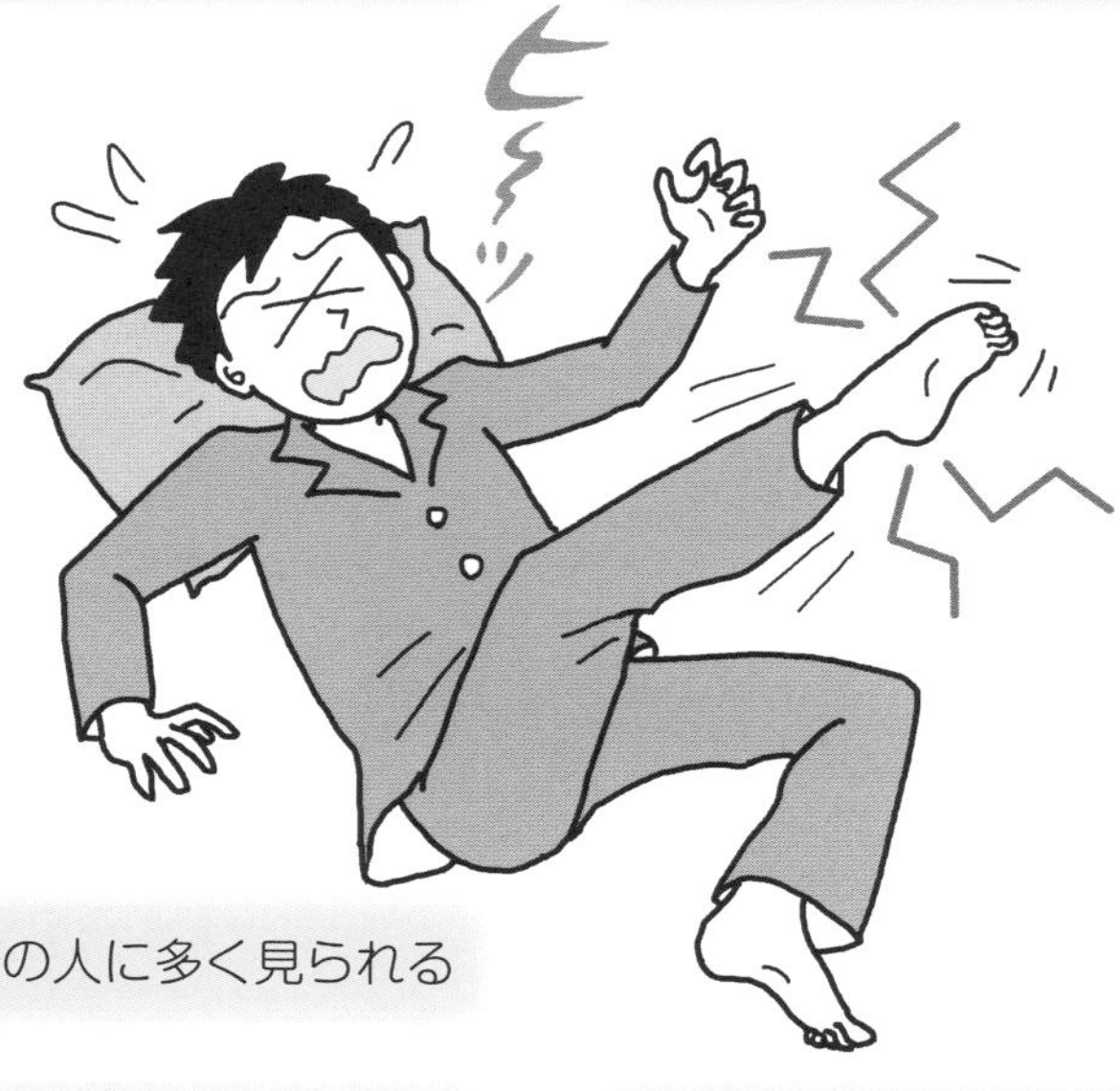

軽症の人に多く見られる

明け方、寝ているときに起こることが多い

静脈瘤のある足だけに起こる

④皮膚症状（湿疹・炎症など）

心臓に血液が戻りにくくなって静脈に血液がたまると、「うっ滞性皮膚炎」を起こすことがあります。血液から組織への栄養や酸素の供給が不足することが原因と考えられています。

うっ滞性皮膚炎には、皮膚の乾燥やかゆみが起こる「湿疹タイプ」と、皮膚がかたくなって色素沈着を起こす「脂肪皮膚硬化症タイプ」の2種類があります。

うっ滞性皮膚炎のタイプ

脂肪皮膚硬化症タイプ

皮膚に炎症が起こり、腫れて痛む

↓

炎症がおさまると色素沈着が起こる

↓

症状がくり返し起こるうちに皮下脂肪がかたくなり、足首のあたりがしめつけられたように細くなる（逆シャンパンボトル型）

↓

皮膚をかきこわしたり、傷つけたりする

↓

傷がなおらず、「うっ滞性潰瘍」に

↓

痛みがあり、細菌感染を起こすこともある

潰瘍になることがあるが、それほど多くはない

湿疹タイプ

皮膚表面の角質がダメージを受け、皮膚が乾燥してザラつく

↓

皮膚のバリア機能が低下

↓

ちょっとした刺激で湿疹やかゆみが起こる

潰瘍になることはない

足の痛みは下肢静脈瘤以外の原因で起こることが多い

受診のきっかけとなる症状として多いのが、足の痛みです。でも、下肢静脈瘤の場合、痛みが起こることはあまり多くありません。立ちっぱなし、座りっぱなしで過ごしたときなどに「チクチク」「ピリピリ」するような違和感を覚えることはありますが、それほど強い痛みではなく、歩いているときに痛みを感じることもありません。

●痛みの原因は骨や関節の病気であることが多い

足の痛みの多くは、骨や関節のトラブルが原因です。もっとも多いのが、加齢などによってひざの軟骨がすり減るために起こる変形性膝関節症《へんけいせいひざかんせつしょう》。このほか、足底腱膜炎《そくていけんまくえん》や脊柱管狭窄症《せきちゅうかんきょうさくしょう》、閉塞《へいそく》性動脈硬化症《せいどうみゃくこうかしょう》なども、足の痛みを引き起こします。まれに、下肢静脈瘤が腫れて痛む血栓性静脈《けっせんせいじょうみゃく》炎《えん》を起こすこともありますが、その場合は、とくに治療をしなくても数日で症状が治まります。

足の痛みの原因になる病気

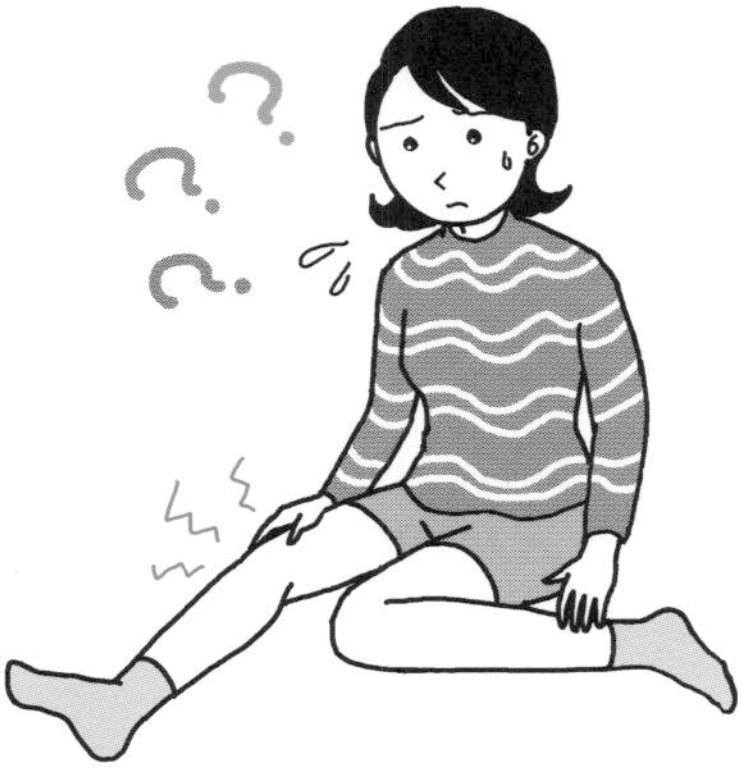

変形性膝関節症

ひざの軟骨がすり減るために起こる。正座をしたり階段を下りる時に痛みを感じる。女性や肥満の人に多く見られる。

脊柱管狭窄症

加齢や背骨のずれなどのために、背骨の中を通る神経の通り道（脊柱管）が狭くなり、神経が圧迫されて痛みが起こる。歩くと痛みが出て、休むと症状がやわらぐ。

閉塞性動脈硬化症

動脈硬化が進行して足の血流が悪くなり、痛みが起こる。歩くと足の痛みやだるさが出て、休むと症状がやわらぐ。

血栓性静脈炎

静脈の中に血栓ができて炎症を起こし、もとからある下肢静脈瘤が腫れて痛む。治療をしなくても1週間程度で自然に症状はおさまる。痛んだ部分に残るしこりも、半年～1年ほどで自然に消える。

血栓性静脈炎の血栓も、エコノミークラス症候群や脳梗塞、心筋梗塞などの原因にはならない！

足底腱膜炎

疲労や加齢のため、土踏まずのアーチを支える足底腱膜に炎症が起こる。朝、起き上がった時や歩き始めの数歩で、足の裏に痛みを感じる。

下肢静脈瘤になりやすい人

下肢静脈瘤のほとんどは、静脈の逆流防止弁がこわれることによって起こります。弁がこわれる原因はひとつではありませんが、発症しやすさを左右するいくつかの因子があります。

「なりやすい因子」を知り、生活の見直しを

下肢静脈瘤の発症につながる因子には、生まれつき備わっているものと、生活のしかたにかかわるものがあります。年齢、性別や体質などはどうすることもできませんが、生活習慣は工夫や努力でかえていくことが可能です。体質などの因子が少ない人も、油断してはいけません。生活習慣に問題があれば、発症や症状の悪化につながります。

発症や悪化のリスクを下げるためには、下肢静脈瘤になりやすい条件を知っておくことが大切、そのうえで自分の生活を見直し、予防・改善につながる暮らし方や働き方を心がけましょう。

下肢静脈瘤になりやすいのはこんな人

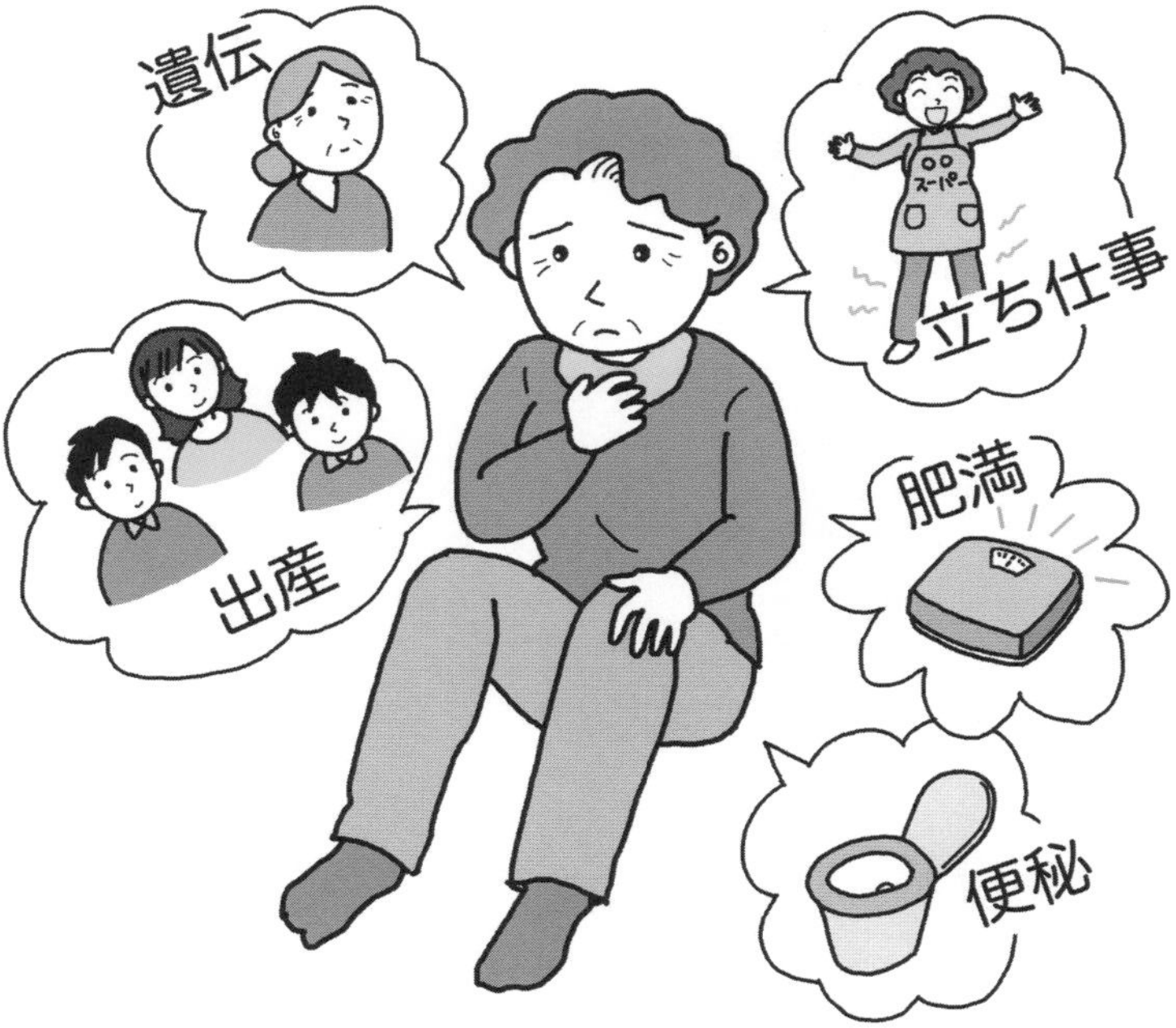

①立ち仕事をしている
（48ページ参照）

②近親者に下肢静脈瘤の人がいる
（49ページ参照）

③中高年
（50ページ参照）

④妊娠・出産経験がある
（51ページ参照）

⑤女性
（52ページ参照）

⑥運動不足・肥満
（53ページ参照）

便秘や高身長なども
発症に関係が
あるといわれている

①立ち仕事をしている

下肢静脈瘤の原因としてもっとも多いのが、「立ったまま足を動かさない」仕事をしている人です。立っている時間が長くても、営業職など歩きまわる仕事の場合はリスクが低くなります。

足から心臓へ血液を押し戻す静脈還流は、足の筋肉が動く際、ポンプのような働きをすることで促されます。立ったままあまり足を動かさないと静脈に血液がたまり、静脈瘤の原因になります。

立ち仕事が体に及ぼす影響

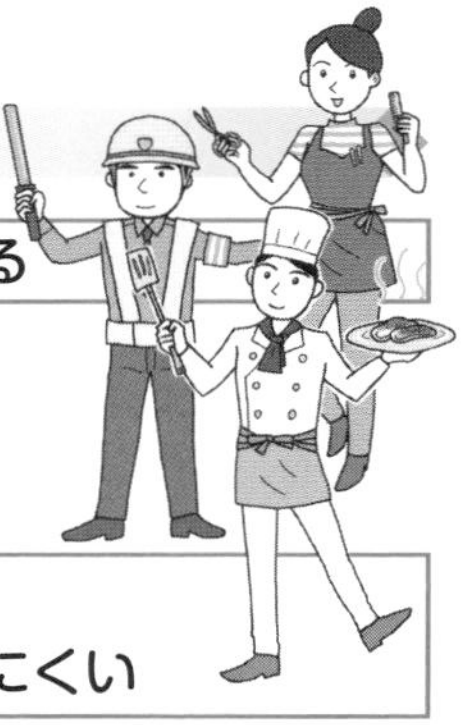

長時間、同じ場所に立ったままでいる

例　理容師・美容師、すし職人、調理師、スーパーなどのレジ係、警備員　など

↓

足を動かさないと、
筋肉によるポンプ作用が働きにくい

↓

静脈還流が滞る

↓

静脈内に血液がたまる

↓

静脈の逆流防止弁にかかる圧力が高まる

↓

逆流防止弁がこわれる

↓

下肢静脈瘤を発症

※座ったまま動かない仕事の場合も、同様のリスクがある

②近親者に下肢静脈瘤の人がいる

下肢静脈瘤には遺伝もかかわっており、両親やきょうだいに下肢静脈瘤になった人がいる場合、本人が発症する確率も高まることがわかっています。

発症する確率は、両親ともに下肢静脈瘤がある場合は90%、両親のどちらか一方の場合は25〜62%、どちらにも下肢静脈瘤がない場合は20%ほどだといわれています。

遺伝と下肢静脈瘤の関係

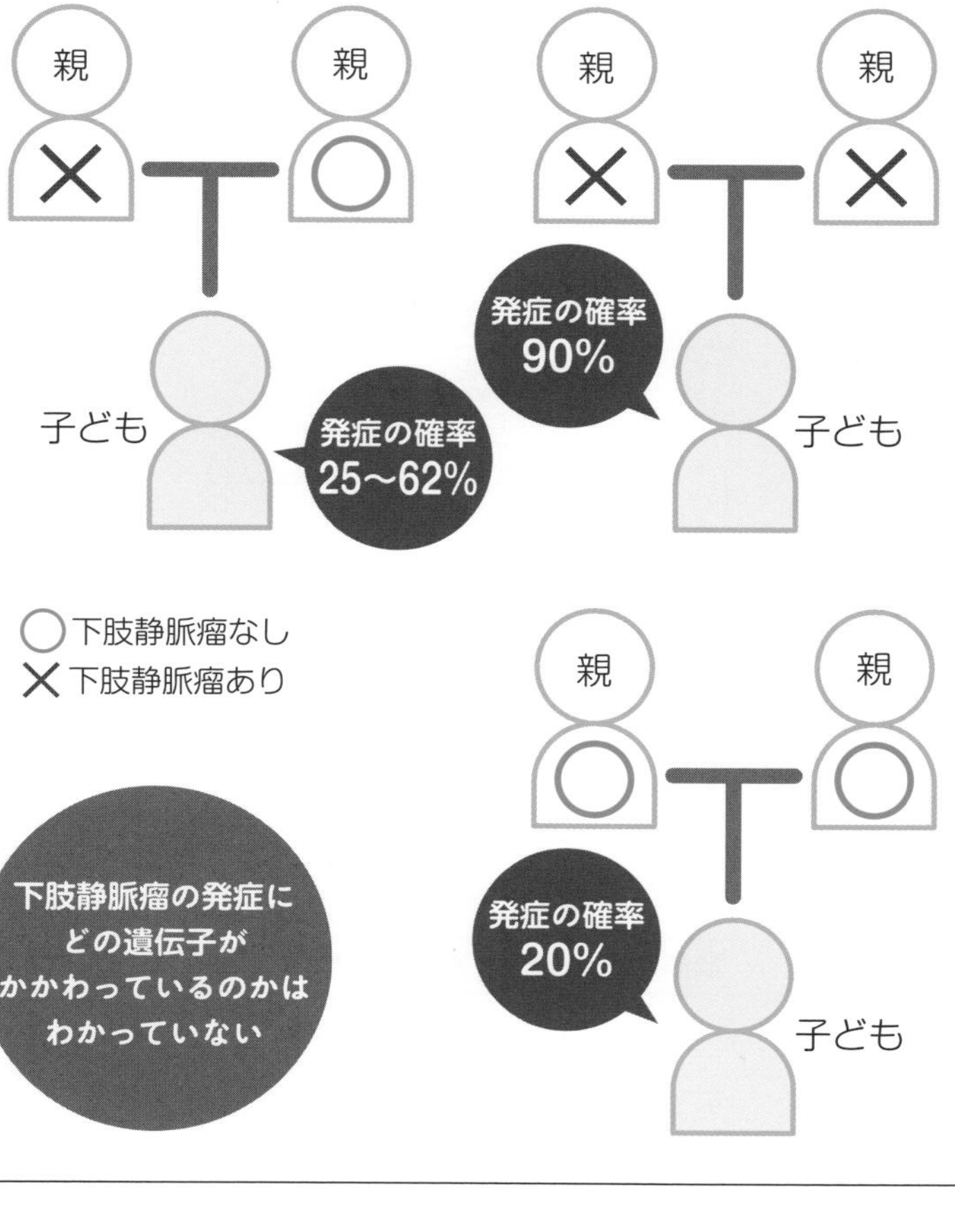

親
親
子ども
発症の確率
25〜62%
親
親
発症の確率
90%
子ども
○下肢静脈瘤なし
×下肢静脈瘤あり
親
親
発症の確率
20%
子ども
下肢静脈瘤の発症にどの遺伝子がかかわっているのかはわかっていない

③中高年

年齢が上がると、下肢静脈瘤の発症率も高まります。加齢によって静脈の逆流防止弁がこわれるほか、筋肉量が減って血液を押し上げるポンプ作用が弱まることなども原因です。

下肢静脈瘤は、いったん発症すると自然に治ることはありません。そのため、若いころには気づかなかった軽症の下肢静脈瘤が、年齢とともに悪化して目立つようになることもあります。

加齢と下肢静脈瘤の関係

加齢によって、静脈の逆流防止弁がこわれる

筋肉量が減るため、血液を押し上げる働きが弱まる

↓

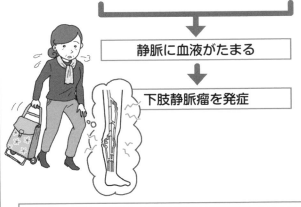

静脈に血液がたまる

↓

下肢静脈瘤を発症

若いころに下肢静脈瘤を発症しているが、目立たないため自覚がない

↓

時間がたつとともに症状が進行

↓

目立つ症状が出たことで下肢静脈瘤に気づく

④妊娠・出産経験がある

妊娠中は、女性ホルモンのバランスが変化します。その影響で血管が広がりやすくなり、静脈の逆流防止弁がきちんと閉じなくなることがあります。また、胎児の成長とともに腹部の静脈が圧迫され、血液が心臓に戻りにくくなることも下肢静脈流の原因になります。出産回数が増えるほど、下肢静脈瘤も悪化する傾向があります。

妊娠と下肢静脈瘤の関係

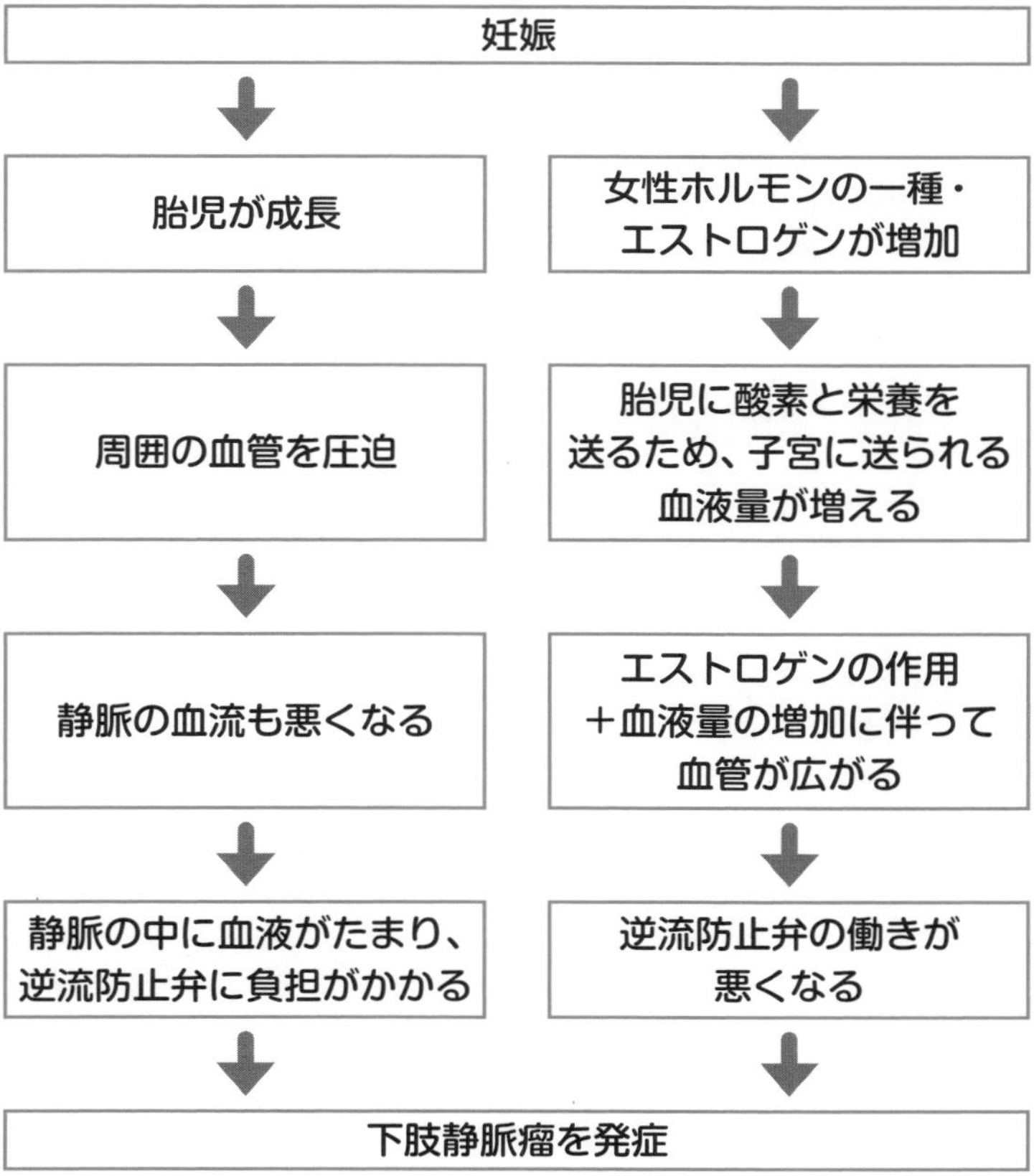
妊娠
胎児が成長
周囲の血管を圧迫
静脈の血流も悪くなる
静脈の中に血液がたまり、逆流防止弁に負担がかかる
女性ホルモンの一種・エストロゲンが増加
胎児に酸素と栄養を送るため、子宮に送られる血液量が増える
エストロゲンの作用＋血液量の増加に伴って血管が広がる
逆流防止弁の働きが悪くなる
下肢静脈瘤を発症

⑤女性

下肢静脈瘤は、男性より女性に多い病気です。女性が発症しやすいのは、まず妊娠・出産の機会があるため。さらに、男性より筋肉量が少ないため、足から心臓へ血液を押し戻すために必要なポンプ作用が弱いことも原因のひとつです。こうしたこととは別に、美容の面から、軽症でも受診する人が女性に多いことも患者数の男女差に関係していると考えられます。

下肢静脈瘤が女性に多い理由

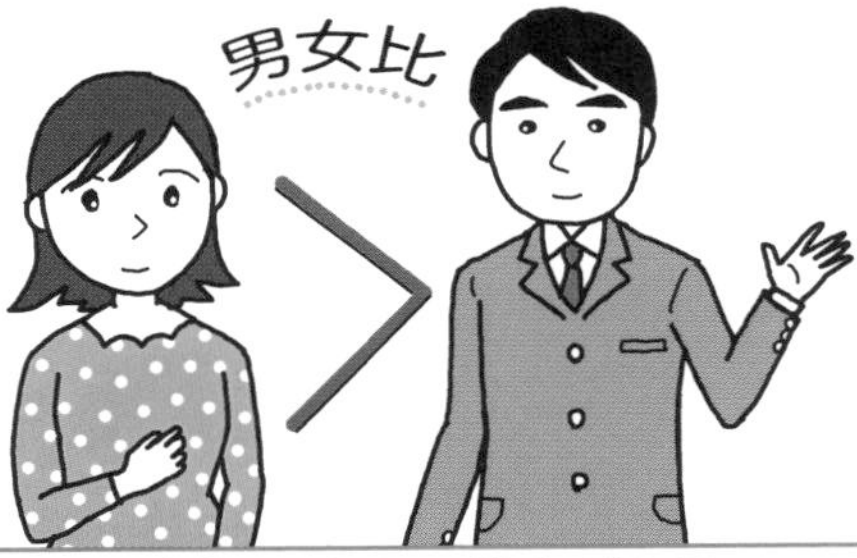

妊娠・出産の機会がある

妊娠は下肢静脈瘤になりやすくなる因子のひとつ（51ページ参照）。

早めに受診する人が多い

下肢静脈瘤は「見た目」が気になる病気

↓

男性にくらべて外見の変化に敏感なため、軽症でも受診する人が多い

↓

患者数が増える

男性より筋肉が少ない

血液を足から心臓へ押し戻す静脈還流には、血管の周りの筋肉の働きが必要

↓

男性にくらべて筋肉量が少ないため、血液を押し上げる力も弱い

⑥運動不足・肥満

運動不足だと足を動かす機会も少なくなるため、血液を心臓へ押し戻す筋肉のポンプ作用も弱まります。さらに運動不足が続くと筋肉が減るため、ますます血流が滞りやすくなっていきます。

肥満は、とくに女性の場合、下肢静脈瘤のリスクを高めると考えられています。肥満によって腹圧が高まることも、血液の流れを悪くする原因のひとつになります。

運動不足&肥満の影響

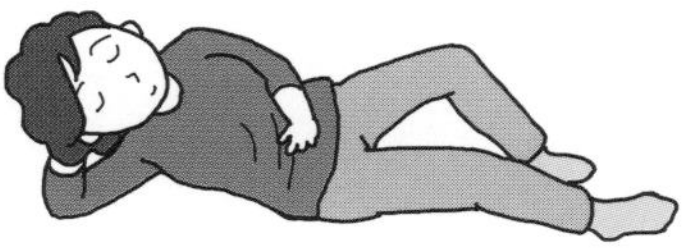

運動不足が続くと筋肉が減り、血液を押し上げるポンプ作用が弱まっていく。

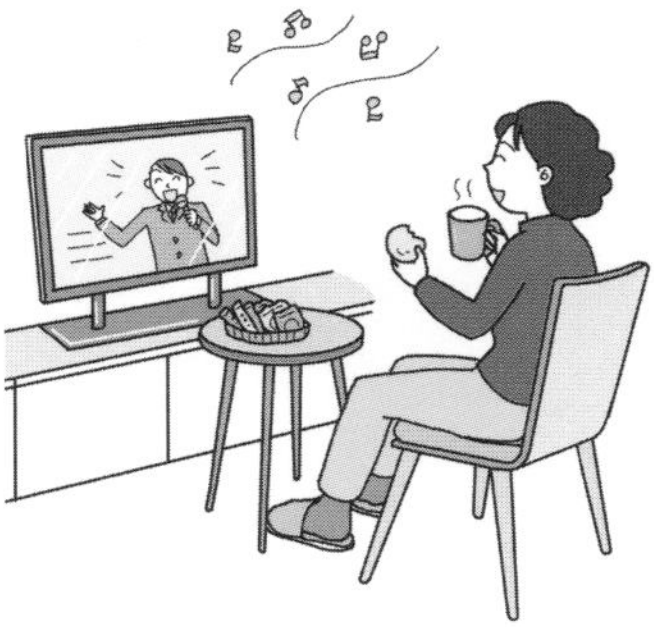

足を動かす機会が少ないと、筋肉によるポンプ作用が弱まり、血流が滞りやすい。

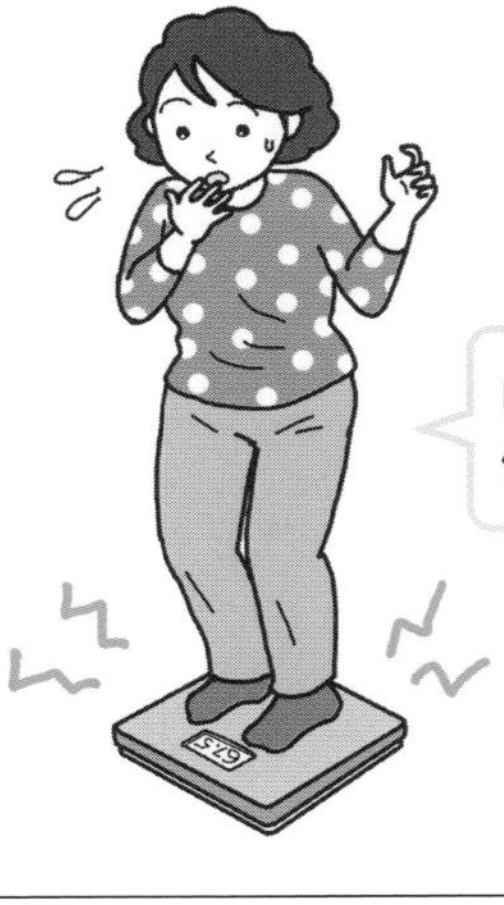

BMI（体格指数）
体重（kg）÷［身長（m）×身長（m）］

女性の場合、BMIが30を超えると、下肢静脈瘤の発症率が高まるといわれている。

column

ドロドロ血が下肢静脈瘤の原因に?

中性脂肪値やLDLコレステロール(悪玉コレステロール)値が高いことを「ドロドロ血」などと表現することがあります。「ドロドロ血だと下肢静脈瘤になりやすい」などと言われることがありますが、直接の関係はありません。血管をコップ、血液を水にたとえると、下肢静脈瘤はコップに異常が現れる病気。コップの中身の成分が病気のきっかけにはならないのです。

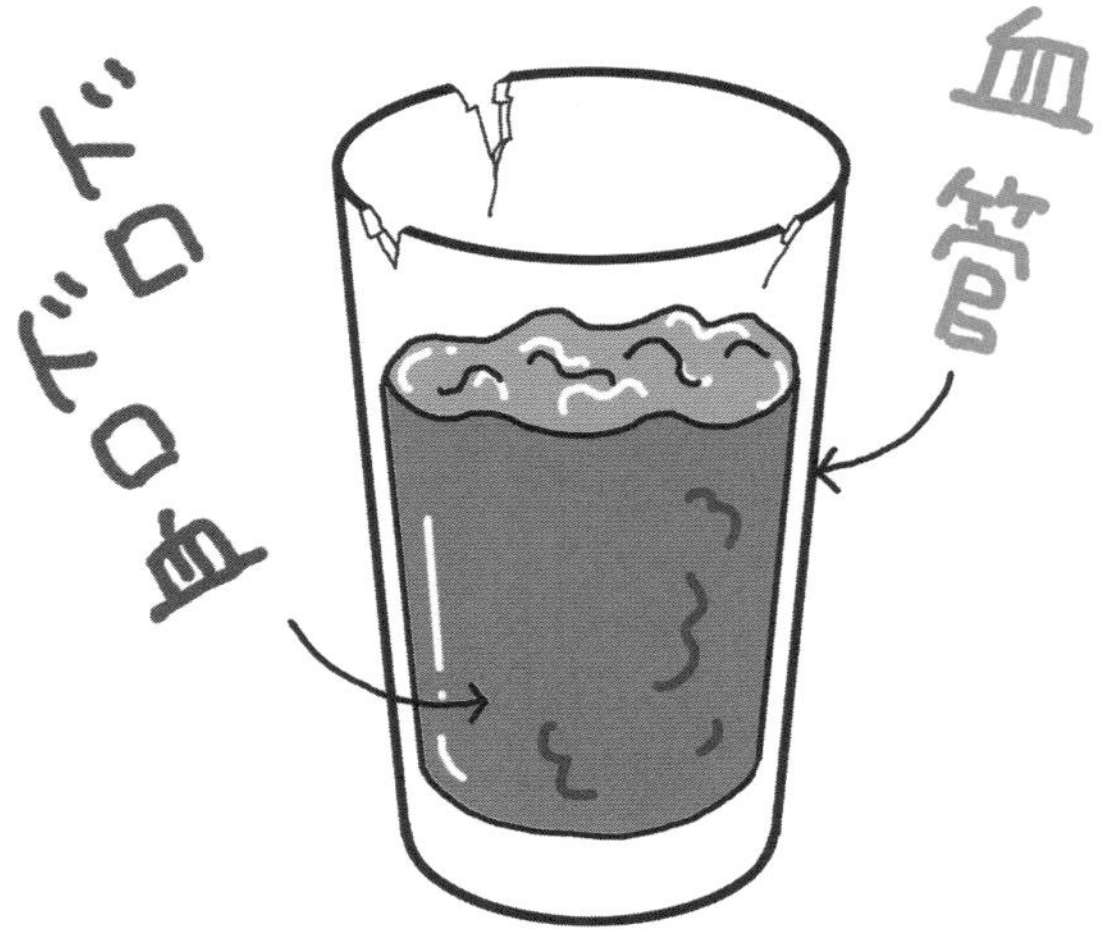

第3章

下肢静脈瘤は自分で治せます

軽度〜中等度ならセルフケアが有効

下肢静脈瘤の症状が進んで、見た目が気になったりむくみなどの不快な症状が強くなったりした場合は、病院での根本的な治療が必要です。でも軽度〜中等度の場合、適切なセルフケアを行えば、症状を軽くすることも可能です。

ケアの目的は血液の流れをスムーズにすること

下肢静脈瘤のセルフケアには、「体操」「マッサージ」「弾性ストッキング」の3種類があります。下肢静脈瘤のおもな原因は、静脈の逆流防止弁がこわれること。これらのケアの目的はこわれた弁を治すことではなく、足から心臓へ血液を押し戻す働きを助けることです。血流がスムーズになれば血管にたまっていた血液も流れ出し、血管のこぶも小さくなります。また、逆流防止弁にかかる圧力も下がるため、今以上に弁がこわれるのを防ぐこともできるのです。

セルフケアの種類と目的

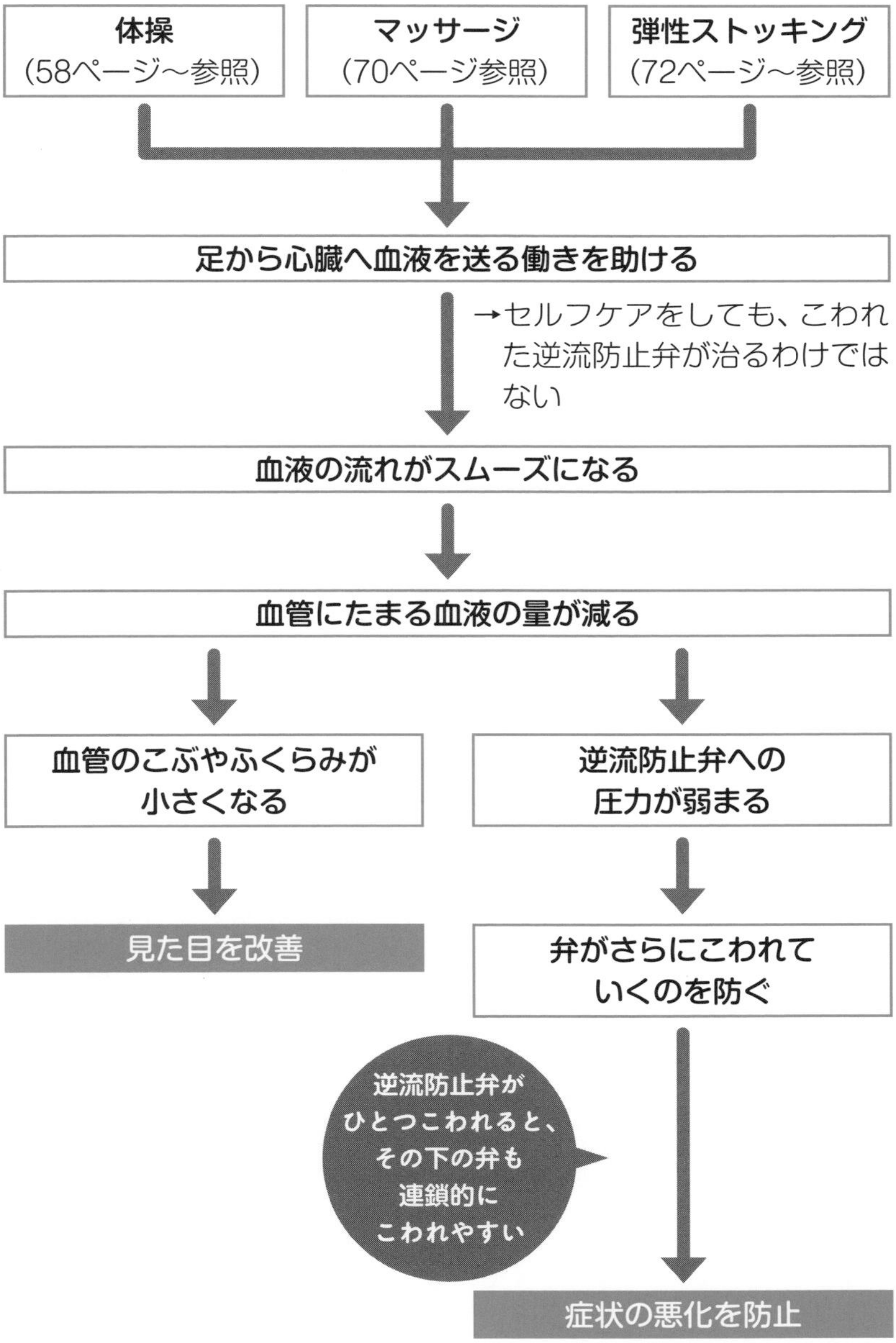
体操
（58ページ～参照）
マッサージ
（70ページ参照）
弾性ストッキング
（72ページ～参照）
足から心臓へ血液を送る働きを助ける
→セルフケアをしても、こわれた逆流防止弁が治るわけではない
血液の流れがスムーズになる
血管にたまる血液の量が減る
血管のこぶやふくらみが小さくなる
見た目を改善
逆流防止弁への圧力が弱まる
弁がさらにこわれていくのを防ぐ
逆流防止弁がひとつこわれると、その下の弁も連鎖的にこわれやすい
症状の悪化を防止

体操をする際に注意すること

足を動かすと、筋肉は緊張したりゆるんだりします。そのときの筋肉の動きによって、静脈の中の血液が心臓へ押し上げられていきます。下肢静脈瘤の予防・改善のためには、普段からこまめに体を動かすことに加え、簡単な体操（60ページ～参照）を続けるのがおすすめです。

3つのポイントを守って行う

体操をする際のポイントは、以下の3点。これらを守ることで、安全かつ効率的に下肢静脈瘤のケアをすることができます。

①おもに午後～夜に行う

②無理をせず、こまめに毎日続ける

③体操の効果が現れないときは医師の診察を受ける

体操をする際の3つのポイント

①おもに午後〜夜に行う

寝ている間は足に血液がたまりにくいため、症状が現れる午後以降に行ったほうが効果的。もちろん、できる人は午前中から行ってもよい。

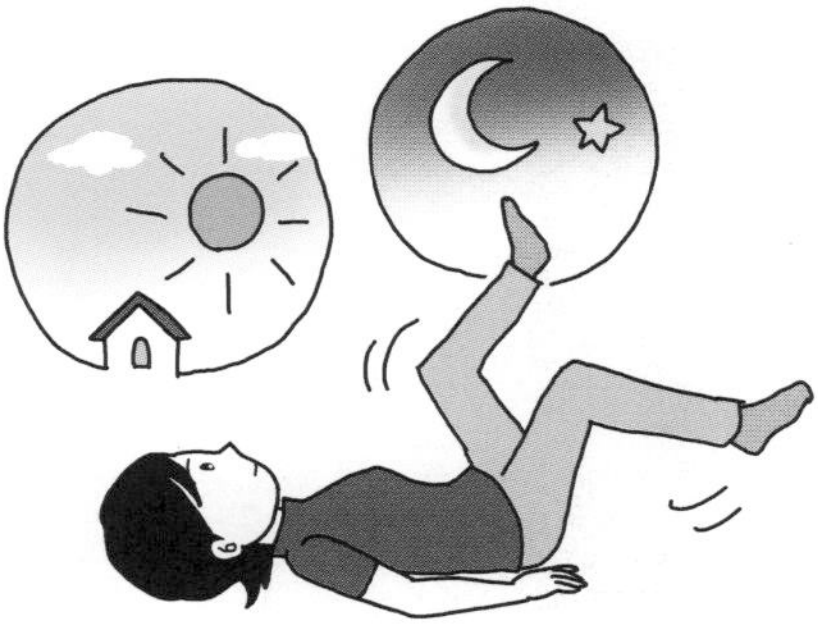

②無理をせず、こまめに毎日続ける

頑張りすぎは、長続きしない原因に。毎日続けることで効果が期待できるので、無理をせずにできる範囲できちんと継続する。

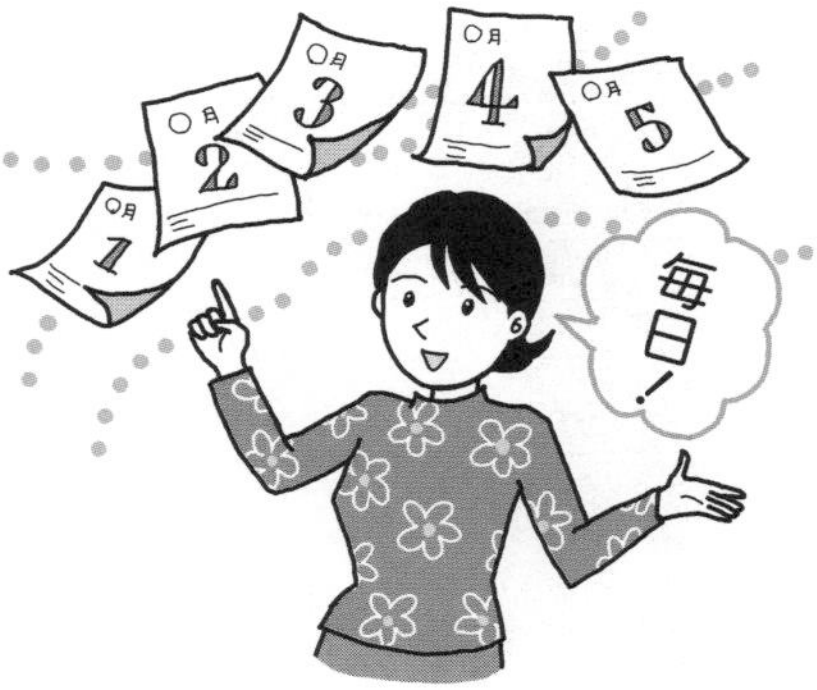

③体操の効果が現れないときは医師の診察を受ける

下肢静脈瘤が進行していたり他の病気が隠れていたりする可能性もあるので、効果が出ないときはいったん中断し、医療機関を受診する。

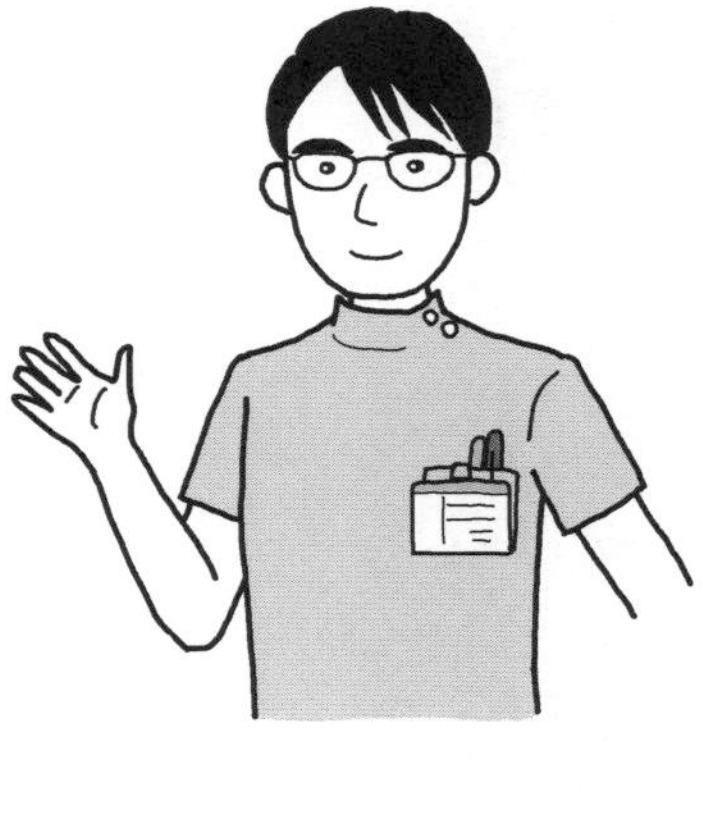

立って行う体操

立ったままできる「つま先立ち体操」は、仕事や家事の合間に手軽に行うことができます。背伸びをするようにかかとを上げると、ふくらはぎに力が入って筋肉が緊張します。その後、かかとを下ろすと、ふくらはぎから力が抜けて筋肉がゆるみます。これを繰り返すことで、足から心臓へ血液を押し上げる「ポンプ作用」が促進されます。

●立ち仕事の人は1時間に1回を目安に行うとよい

かかとを上げたときにバランスをくずすことがあるので、つま先立ち体操は安定したものに手を置いて体を支えた状態で行います。下肢静脈瘤になりやすい立ち仕事の人は、1時間に1回程度を目安に、この体操を行うとよいでしょう。体操の前後に軽い屈伸や足踏みなどを組み合わせると、さらに効果が高まります。

つま先立ち体操

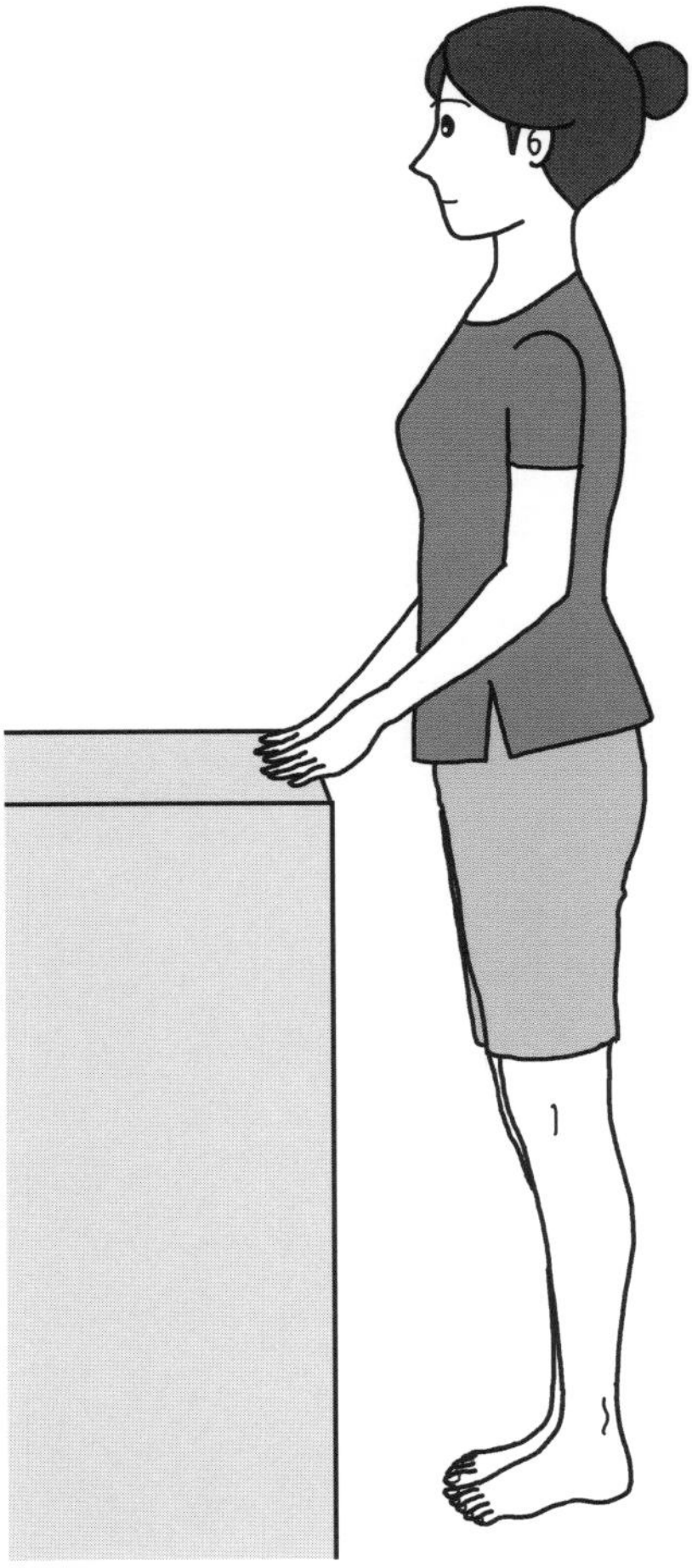

①足を肩幅に開き、背すじを伸ばして立つ。テーブルや手すりなど、安定したものに両手をおく。

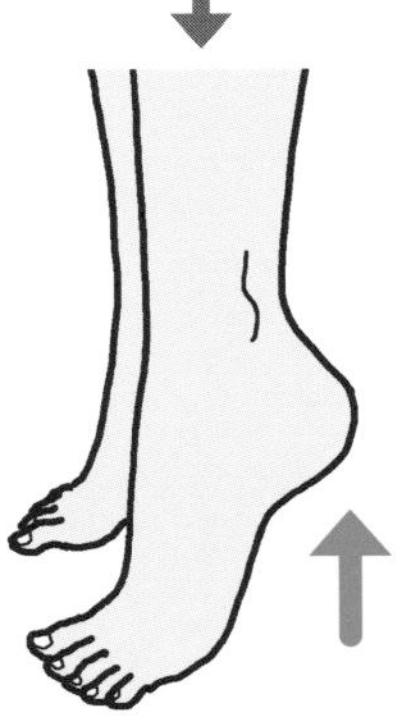

②背伸びをするように、両足のかかとをゆっくりと上げる。

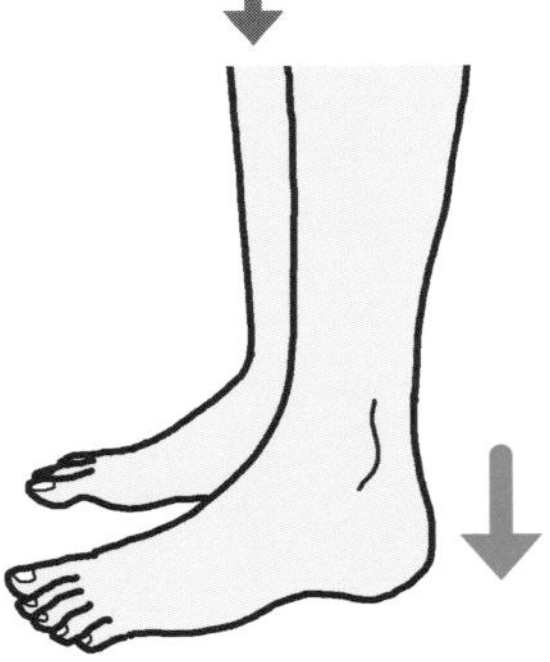

③かかとをゆっくりと下ろし、元の姿勢に戻る。

②〜③の動きを10回くり返す。

座って行う体操

立ったままあまり動きまわれない仕事と同様、座りっぱなしの仕事も下肢静脈瘤を引き起こす原因になります。立ち仕事にくらべて足の疲れなどは感じにくいかもしれませんが、座ったまま足を動かさずにいることで、足の血流は滞っていきます。

●デスクワークの合間に、こまめに体操を

デスクワークが中心の人は、椅子に座ったままできる体操を日課にするとよいでしょう。座った姿勢で行う体操は、足首を動かすことがポイントです。椅子に深く腰かけたり膝を曲げたりしていると、足首が十分に動きません。キャスターなどがついていない安定した椅子に浅く座った姿勢で行いましょう。「逆自転車こぎ運動」（65ページ参照）は動きが大きいので、難しく感じたり、膝に痛みがあったりする人は、無理に行わないでください。

足パタパタ体操

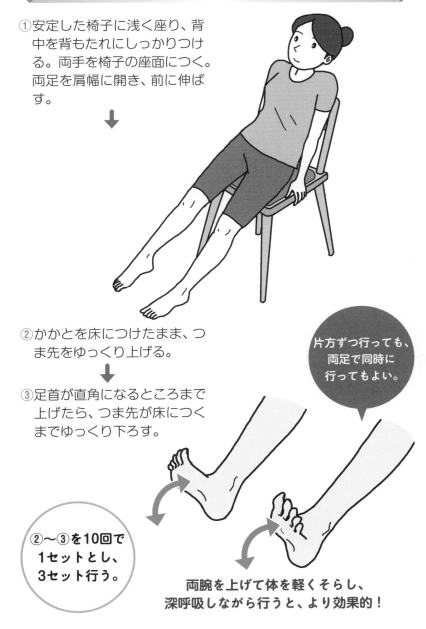

①安定した椅子に浅く座り、背中を背もたれにしっかりつける。両手を椅子の座面につく。両足を肩幅に開き、前に伸ばす。

↓

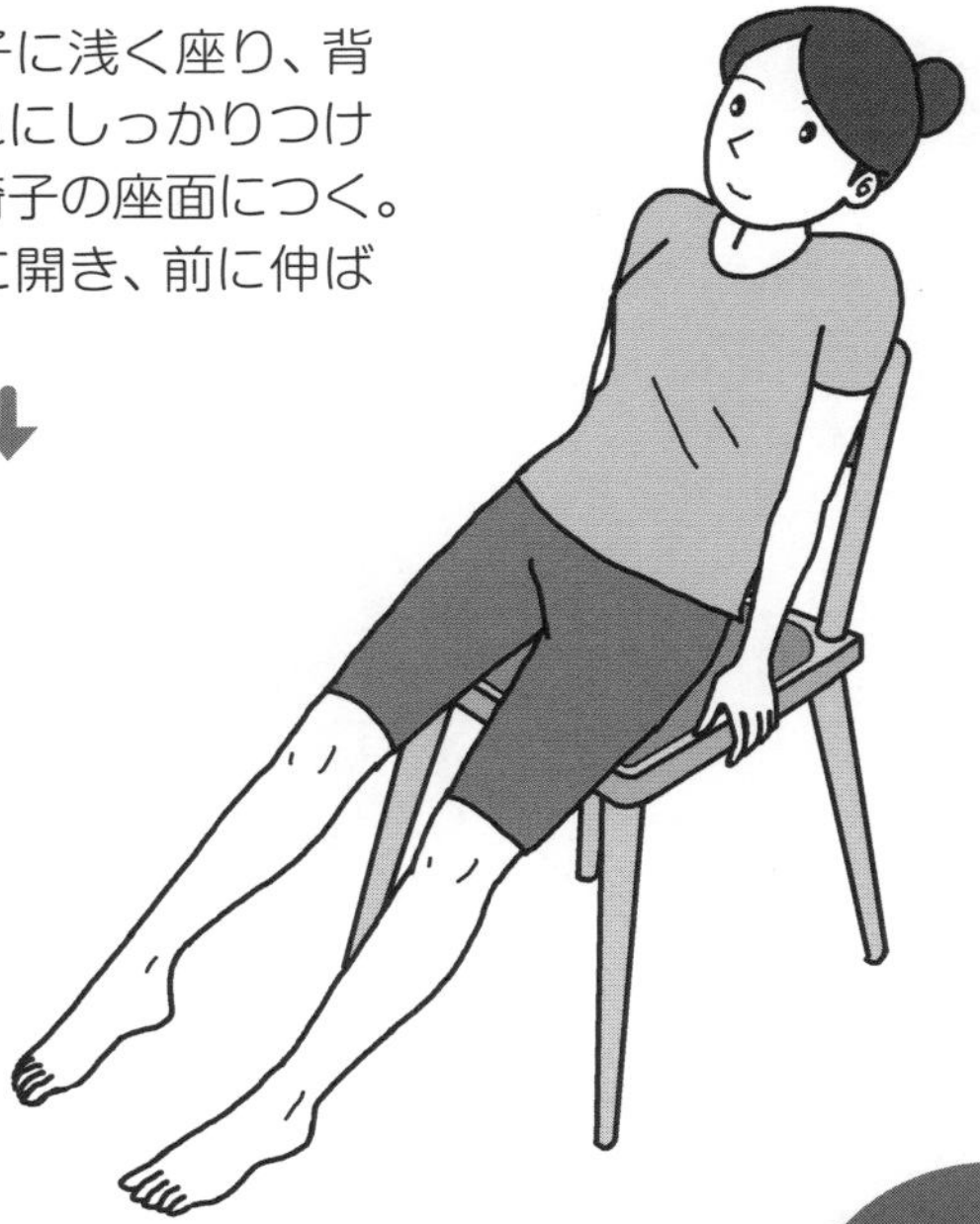

②かかとを床につけたまま、つま先をゆっくり上げる。

↓

③足首が直角になるところまで上げたら、つま先が床につくまでゆっくり下ろす。

片方ずつ行っても、両足で同時に行ってもよい。

②〜③を10回で1セットとし、3セット行う。

両腕を上げて体を軽くそらし、深呼吸しながら行うと、より効果的！

足首回し体操

①安定した椅子に浅く座り、背中を背もたれにしっかりつける。両手を椅子の座面につく。両足を肩幅に開き、前に伸ばす。

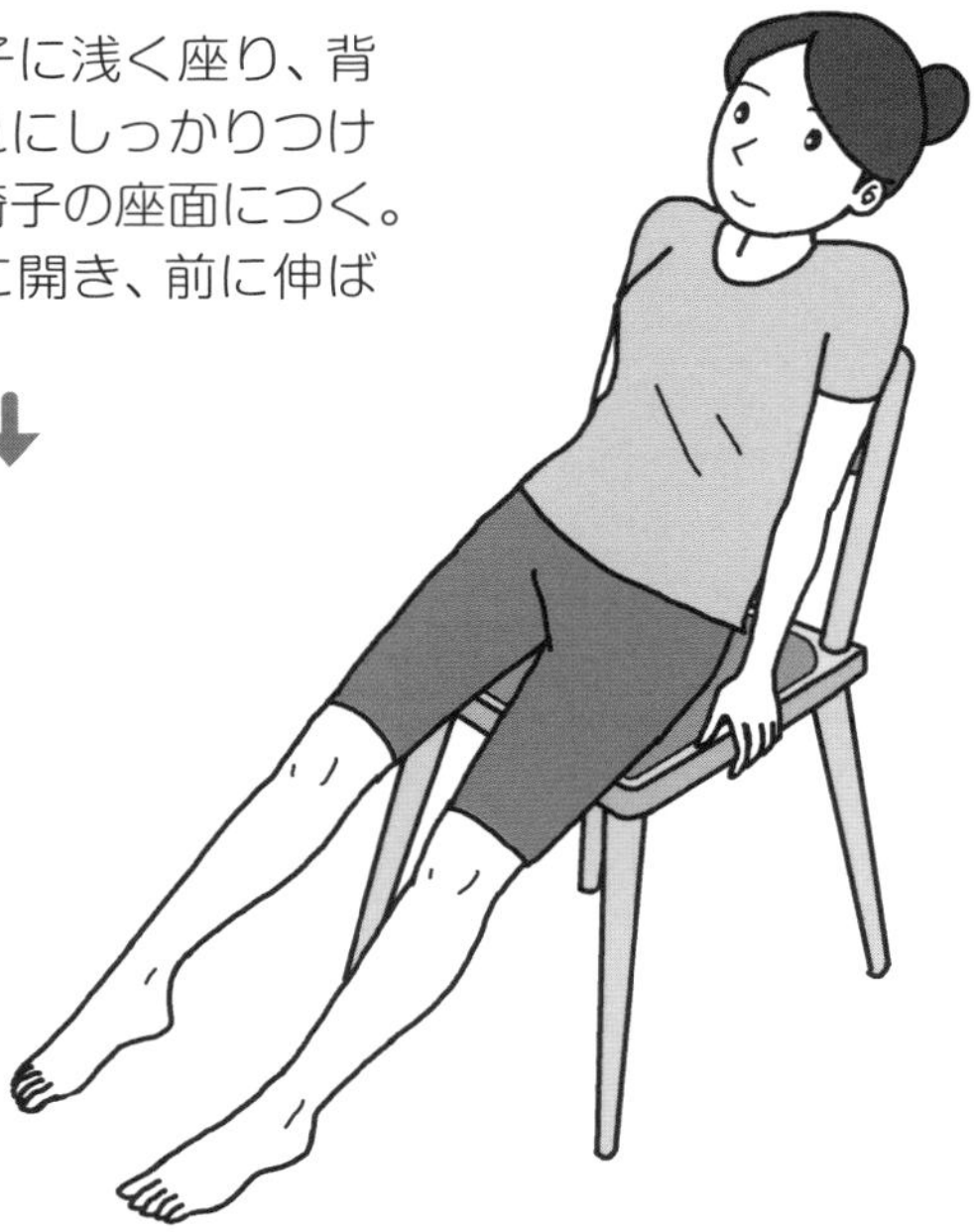

↓

②かかとを床につけたまま、つま先で内側から外側へ円を描くように5回まわす。

↓

③②と同様に、つま先で外側から内側へ円を描くように5回まわす。

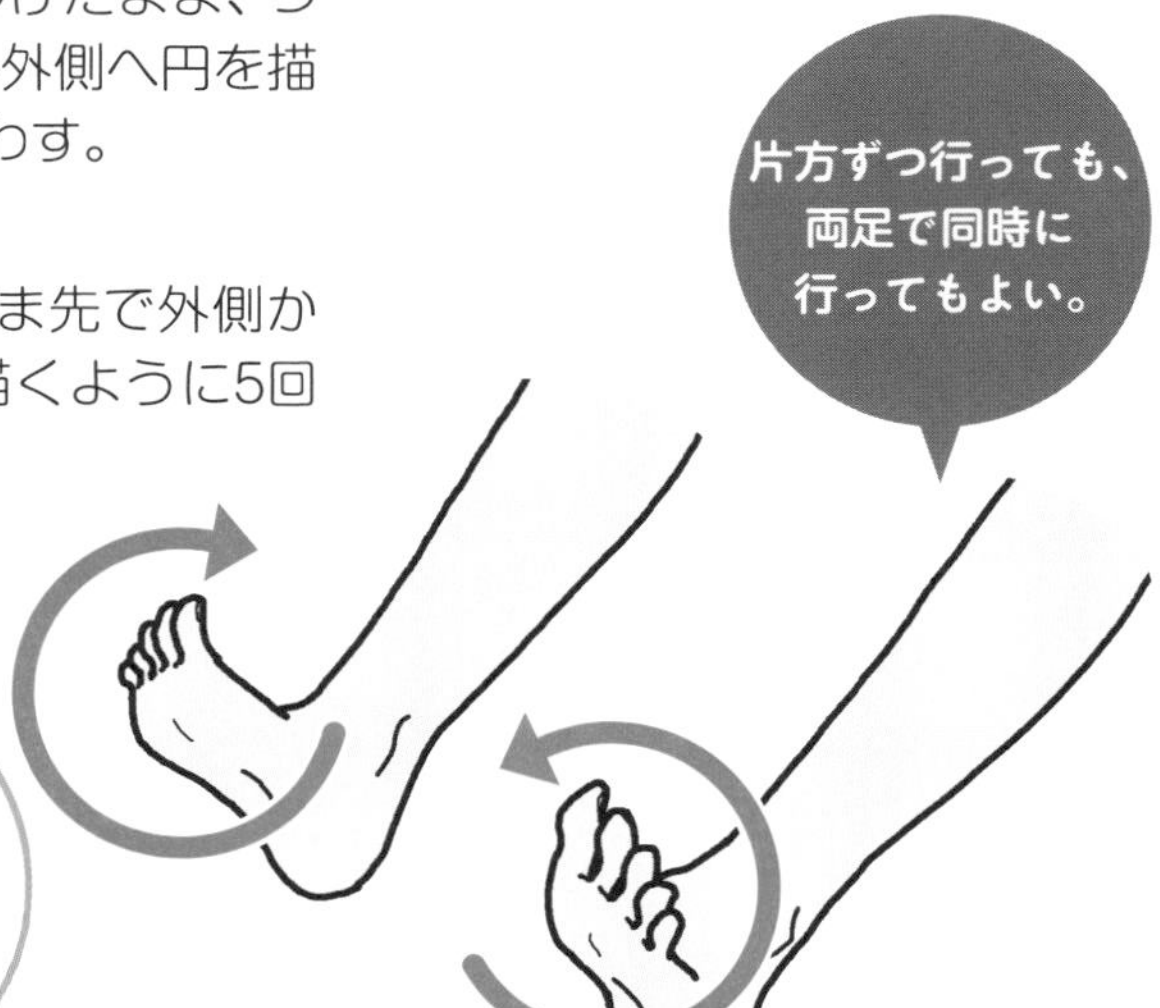

②～③各5回を1セットとし、3セット行う。

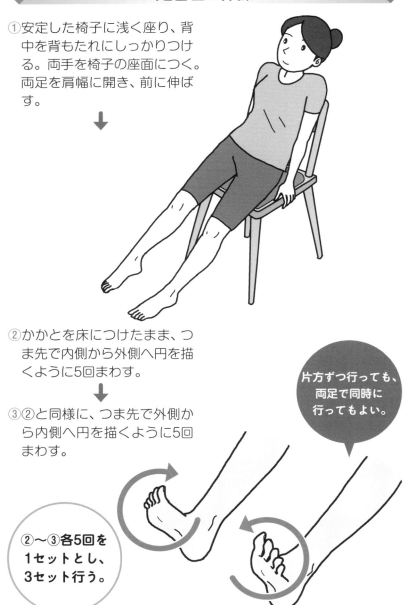

逆自転車こぎ体操

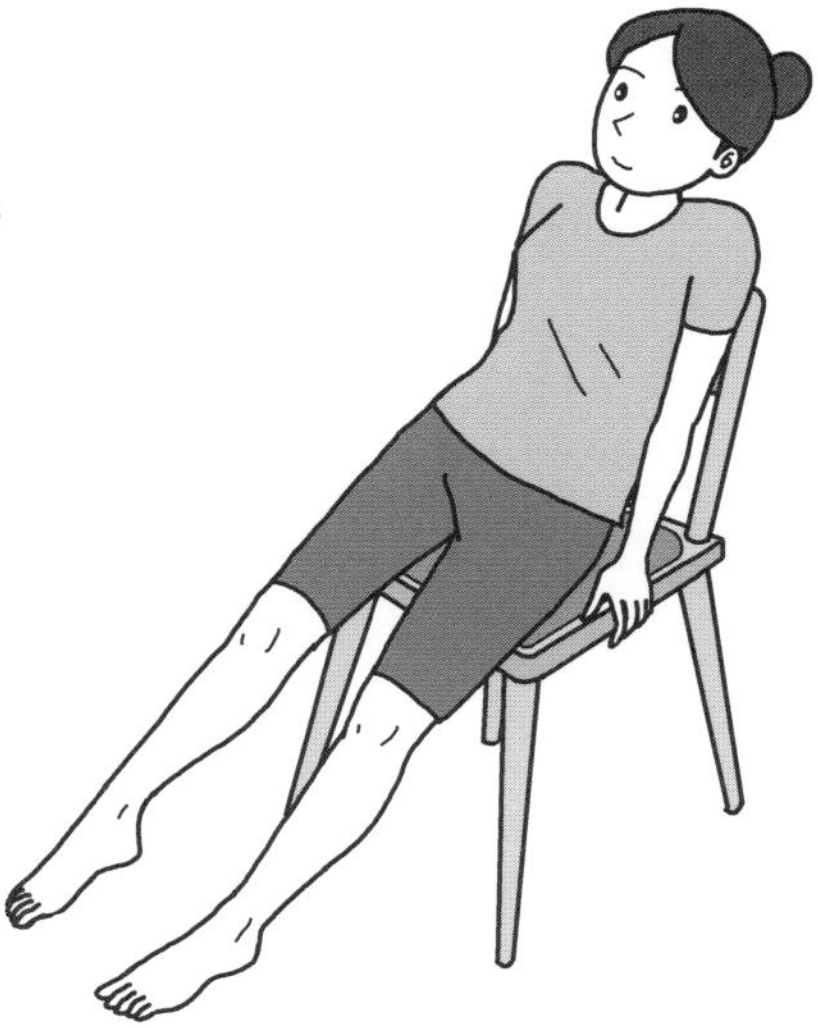

①安定した椅子に浅く座り、背中を背もたれにしっかりつける。両手を椅子の座面につく。両足を肩幅に開き、前に伸ばす。

↓

②片方の足首を直角に曲げ、膝を胸に引き付けるようにゆっくり上げる。

↓

③かかとから下ろすように、ゆっくりと元の姿勢に戻る。

↓

④反対側の足も同様に。

動きが大きいので、難しく感じる人は「足バタバタ体操」「足首回し体操」を行う。

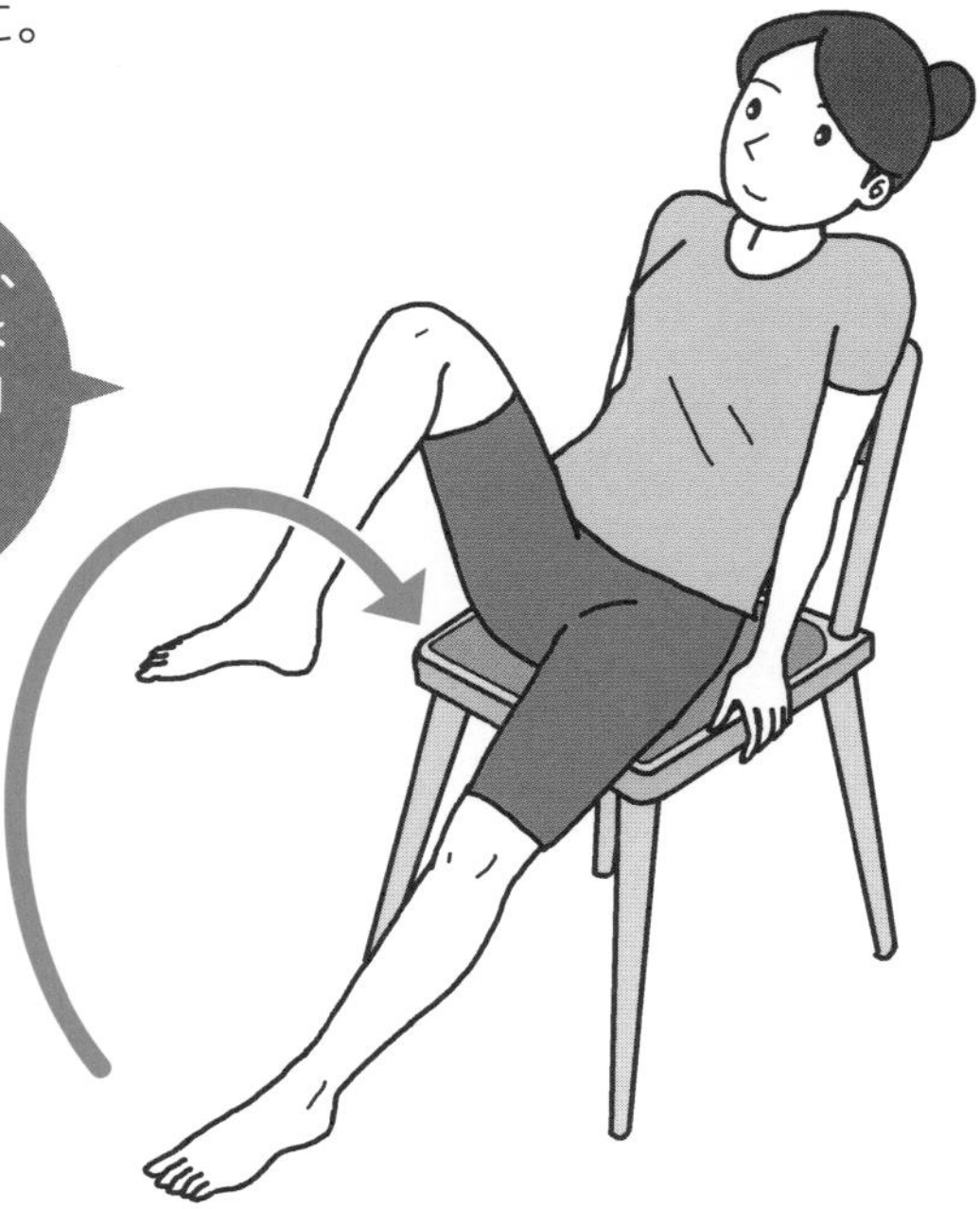

左右交互に各5回を1セットとし、3セット行う。

ひざに痛みがあるときは行わない。

寝て行う体操

寝た姿勢だと心臓と足の高さがほぼ同じになるため、血液が心臓に戻りやすくなります。この状態で手足を動かすと、さらに血流がスムーズになります。寝て行う体操は一日数回行うのが理想ですが、難しい場合は寝る前の日課にするとよいでしょう。

「ゴキブリ体操」で毛細血管を刺激する

寝て行う体操の中でも、とくに効果が高いのが「ゴキブリ体操」（67ページ参照）です。動脈と静脈は細い「毛細血管」でつながっており、毛細血管と周囲の組織との間では酸素と二酸化炭素、栄養と老廃物の交換が行われています。全身の毛細血管の約7割は、手足に集まっています。手足を上げて揺らすように動かすと、その刺激で血流がスムーズになるため、静脈にかかる負担も軽くすることができるのです。

ゴキブリ体操

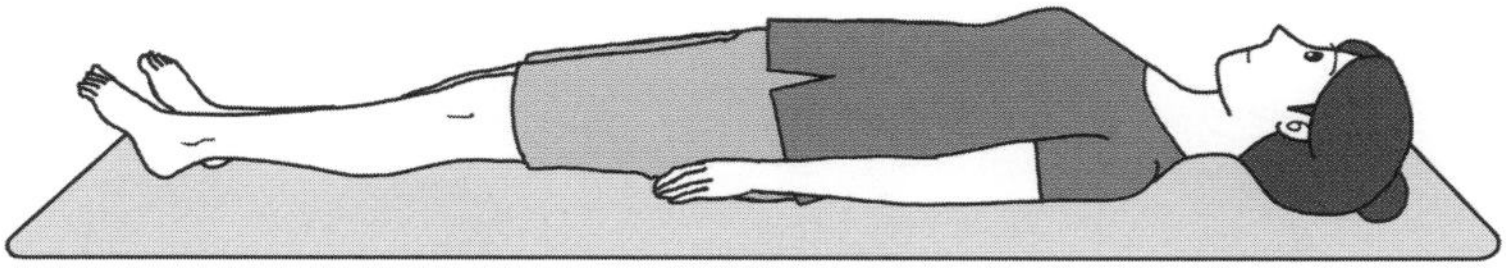

①仰向けに寝て足を肩幅に開き、両腕を伸ばして体の横へ。

↓

②両手・両足を床に対して垂直になるように上げる。

↓

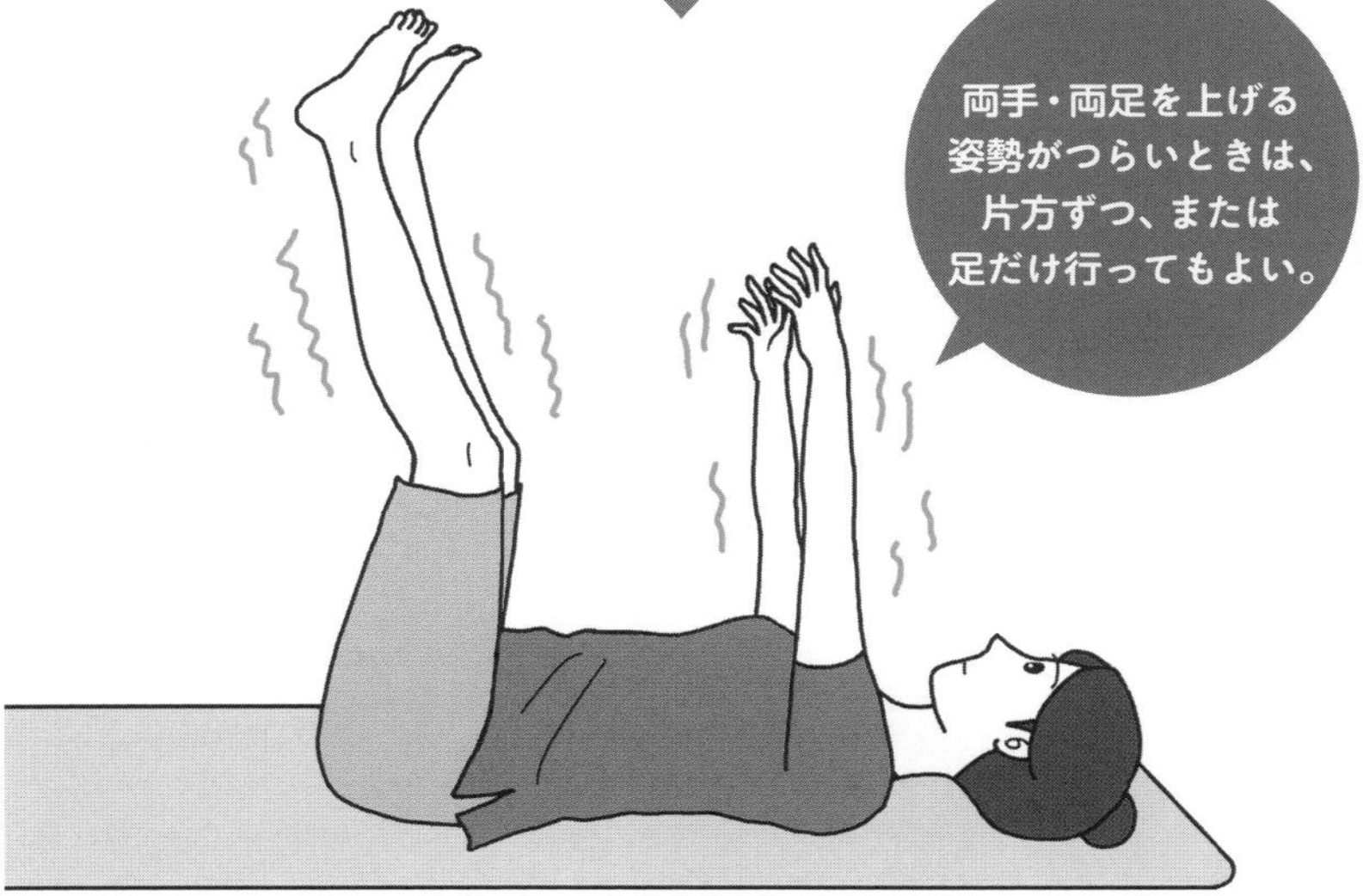
両手・両足を上げる
姿勢がつらいときは、
片方ずつ、または
足だけ行ってもよい。

③力を抜き、手足を小刻みに揺らすように30〜60秒間動かす。

↓

④手足をいったん下ろし、②〜③をくり返す。

30〜60秒を1セットとし、3セット行う。

足を上げるのがつらいときは、壁や椅子などで足を支えながら行ってもよい。

足首体操

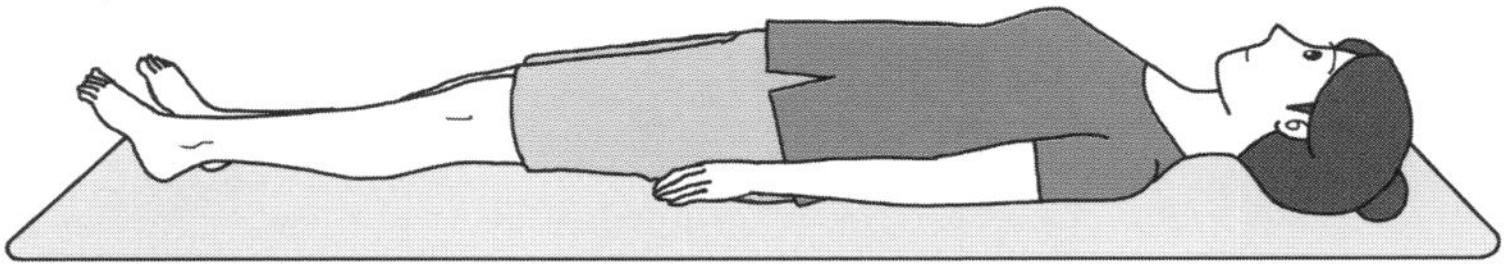

①仰向けに寝て足を肩幅に開き、両腕を伸ばして体の横へ。

↓

②かかとを床につけたまま、つま先をゆっくり伸ばし、ゆっくりと元に戻す動きを10往復行う。

↓

③つま先で内側から外側へ円を描くように5回まわす。

↓

④③と同様に、外側から内側へ円を描くように5回まわす。

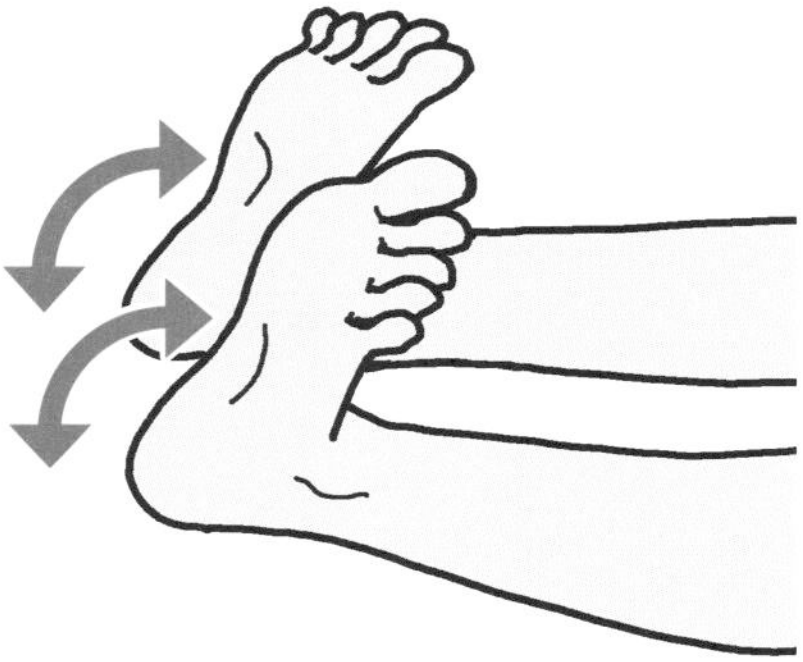

片方ずつ行っても、両足で同時に行ってもよい。

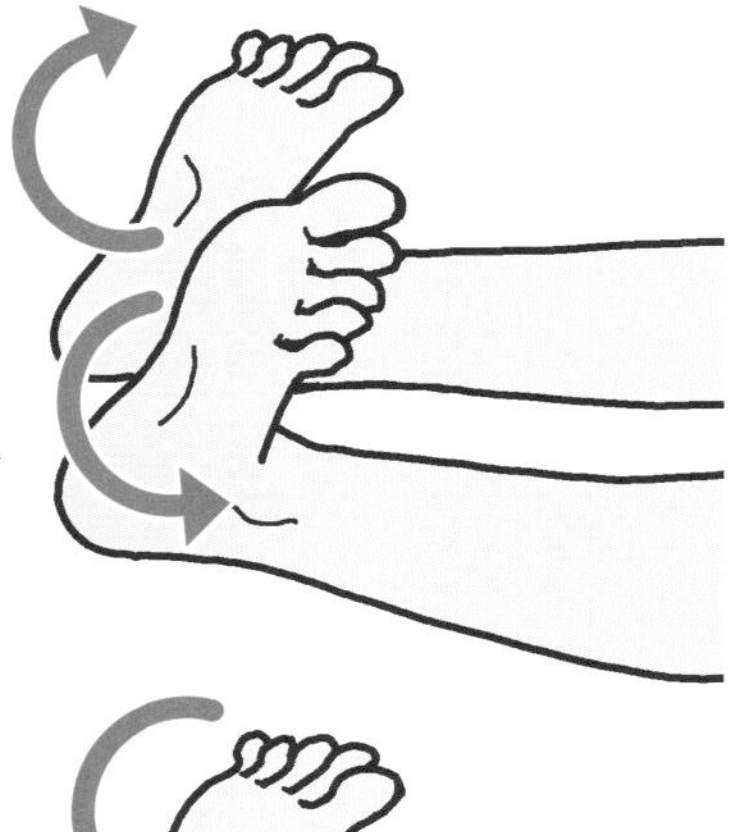

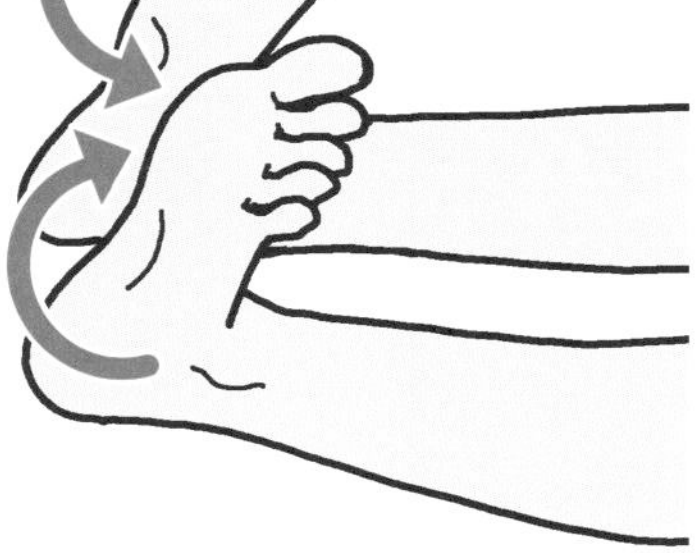

③〜④を1セットとして、3セットくり返す。

自転車こぎ体操

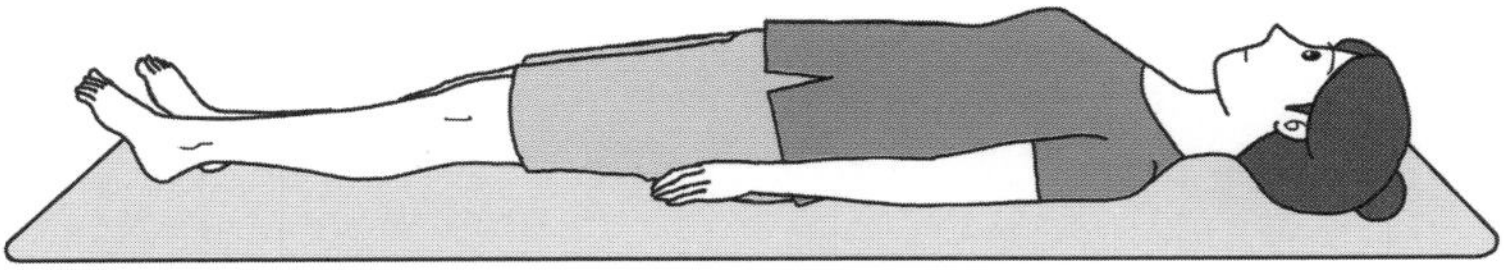

①仰向けに寝て足を肩幅に開き、両腕は伸ばして体の横へ。

↓

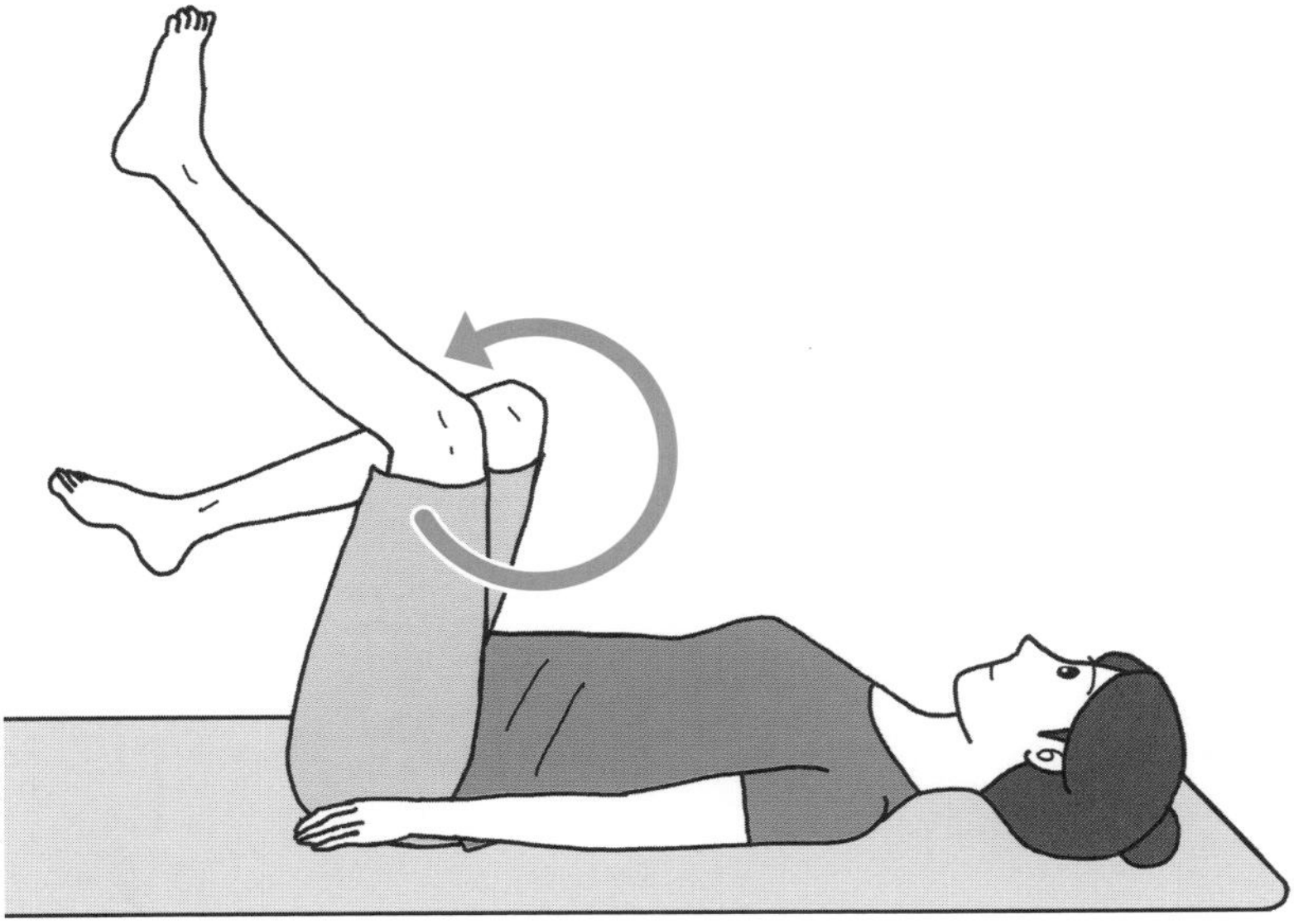

②両足を上げ、自転車をこぐように、交互に曲げ伸ばしする。

1、2、1、2とリズムをとりながら行うとやりやすい。

左右交互に10回を1セットとし、3セット行う。

1日2回のセルフマッサージ

足のむくみが気になるときは、セルフマッサージで症状をやわらげることができます。とくにだるさを感じるときは強めにもみほぐしたくなるかもしれませんが、力を入れて押すのではなく、やさしくさするのがポイントです。手のひらを足に密着させるように当て、心臓へ向けて下から上へ手を動かしましょう。

1日2回行うのが理想

正しい方法でマッサージをすることで、肌の表面近くにたまった水分を静脈に戻してむくみを軽くすることができます。体操と組み合わせて行うほか、入浴の際、湯船の中で行うのもおすすめです。より効果を高めたい場合は、むくみが出る前の日中に1回、むくみが気になる夕方～夜に1回行うようにするとよいでしょう。

セルフマッサージのやり方

①椅子に浅く腰かけるか、床に座る。

ひざより上をマッサージ

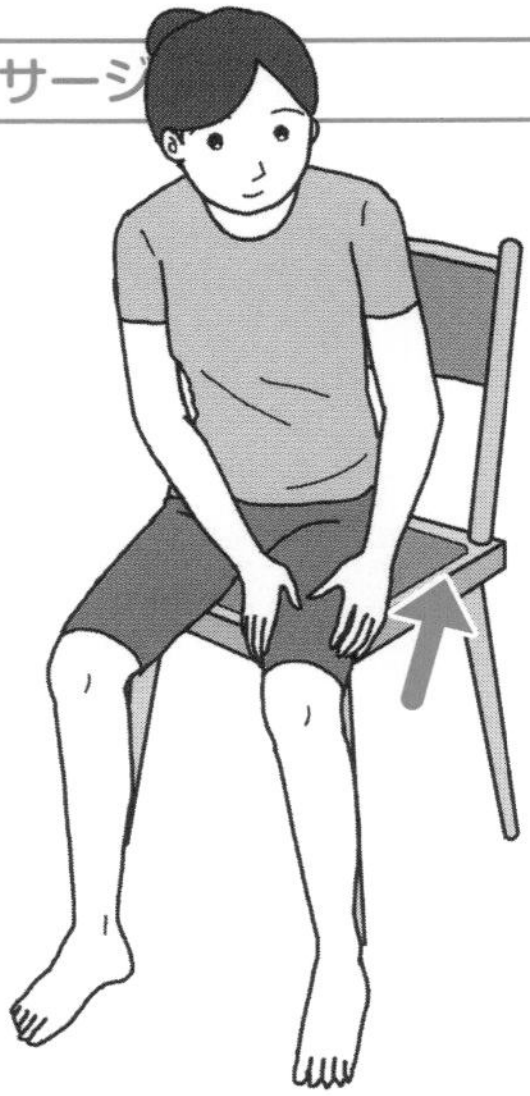

②片方のひざよりやや上に、左右から挟むように両手を当てる。

③手のひら全体を足に密着させて足の付け根までさすり、手を離す。

④②～③を1分ほどくり返す。

ひざより下をマッサージ

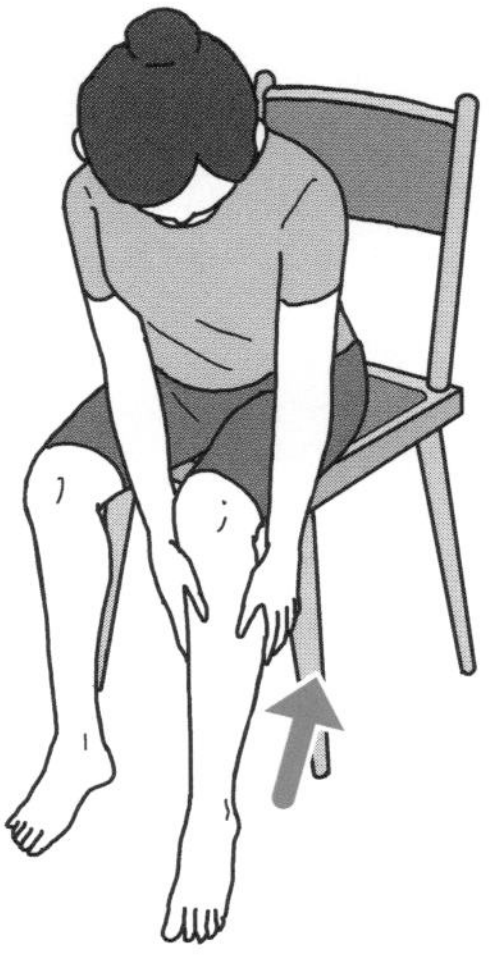

⑤足首の上に、左右から挟むように両手を当てる。

⑥手のひら全体を足に密着させてひざまでさすり、手を離す。

⑦⑤～⑥を2分ほどくり返す。

片方の足を終えてから、反対側の足も同様に！

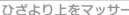

弾性ストッキングのしくみ

下肢静脈瘤のセルフケアには、弾性ストッキングを着用することも有効です。弾性ストッキングとは、足を適度に圧迫する機能を備えたストッキングのこと。病院などで処方される医療用と市販品がありますが、重症でない場合は、まず市販品から試してみるとよいでしょう。

●弾性ストッキングは不快な症状をやわらげるためのもの

弾性ストッキングは、足首にもっとも強い圧力がかかり、上へいくほど圧力が弱まる構造になっています。こうした圧力の違いによって、足から心臓への血液の流れをサポートします。

弾性ストッキングは下肢静脈瘤の改善に役立ちますが、すべての患者さんに必要なわけではありません。着用したほうがいいのは、むくみやだるさなどの不快な症状に悩まされているけれど、手術をしたくない（できない）人だけ。無症状の人が「予防」のためにはく必要はありません。

弾性ストッキングが必要なのは……

弾性ストッキングの効果　足に適切な圧力を加える構造で、足から心臓への血流を促す。

※市販品は「着圧ストッキング」「着圧ソックス」なだとと呼ばれることもある。

必要ではない人	必要な人
・見た目の変化以外の症状がない人 ・軽症の下肢静脈瘤の悪化を防ぎたい人 ・下肢静脈瘤を予防したい人	・足のむくみや疲れなどの症状があるが、手術以外の方法で改善したい人 ・足のむくみや疲れなどの症状があるが、すぐには手術を予定していない人

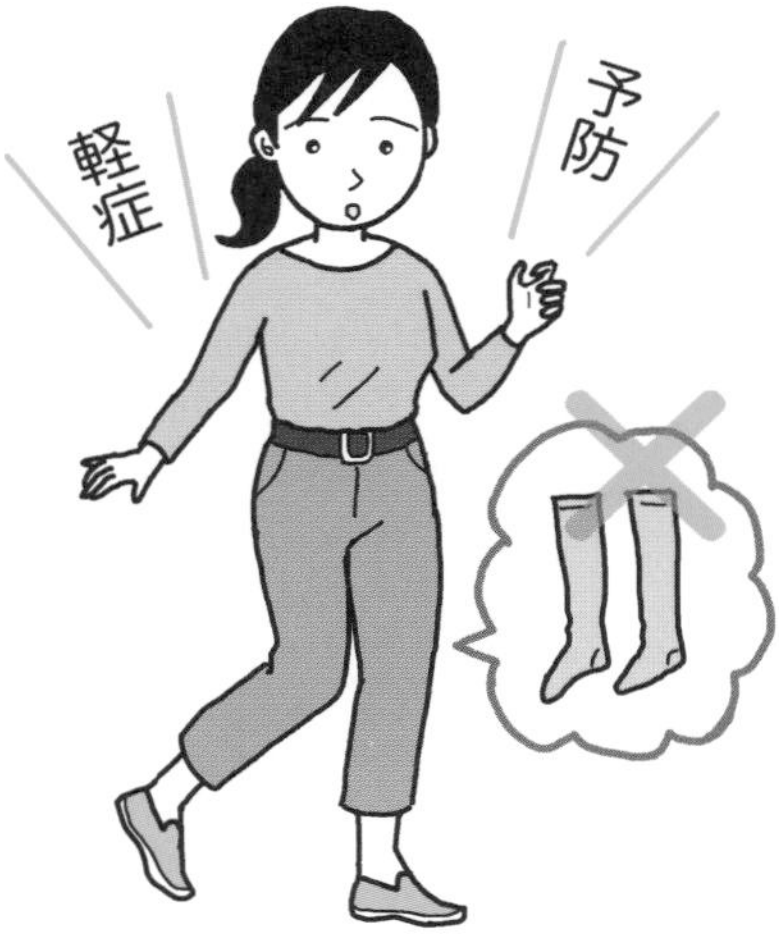

例外的に、長時間立ち仕事をする人や妊娠中の女性には、予防的に着用を勧めることもある。

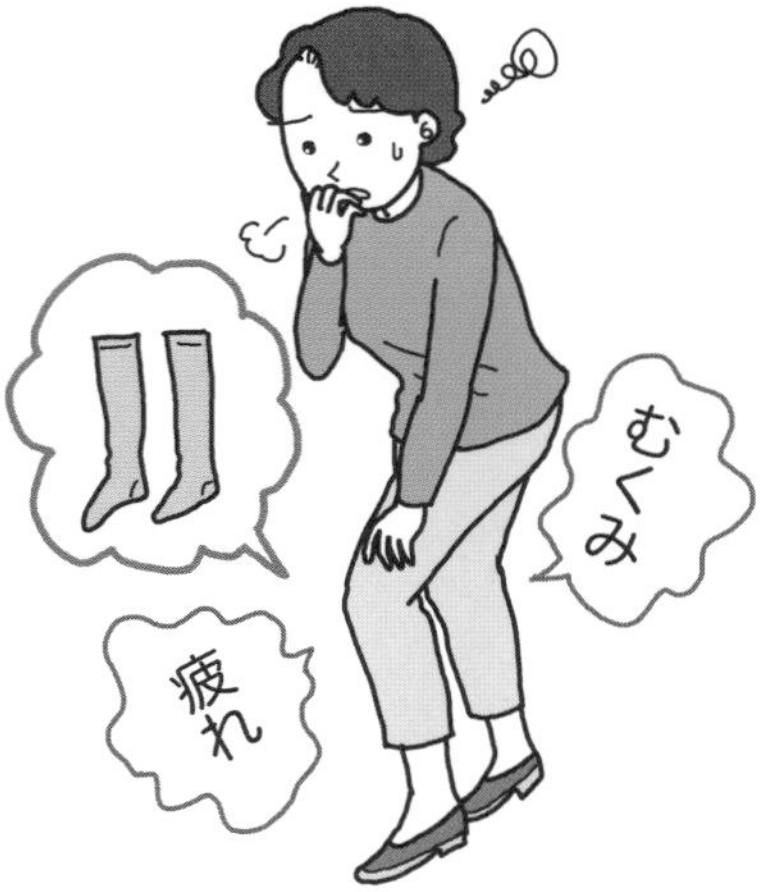

市販品を1～2週間履いても症状が改善しない、または悪化した場合は医師に相談を！

市販の弾性ストッキングの選び方

市販の弾性ストッキングを選ぶ際は、「タイプ（長さと形）」「サイズ」「圧迫圧」の3項目を確認します。タイプは長さによって3種類あり、それぞれにつま先のあるものとないものがあります。どれも効果はそれほど変わらないので、自分にとって履きやすいものを使いましょう。

サイズは、足首やふくらはぎまわり、靴のサイズなどが基準になります。製品によってサイズの表示が異なるので、パッケージをよく見て自分に合うものを選びます。

●まずは圧迫圧が弱めのものから

圧迫圧は「hPa（ヘクトパスカル）」、「mmHg（ミリメートルエイチジー）」で示され、数値が大きいほど締め付け感が強くなります。まずは圧迫圧が弱めのものから試す方法も。弾性ストッキングは生地が伸びると効果が弱まるので、6カ月ほどを目安に買いかえましょう。

市販の弾性ストッキングのいろいろ

タイプ（長さと形）

タイプ	長さ
ハイソックスタイプ	ひざ下まで
ストッキングタイプ	足の付け根まで
パンティストッキングタイプ	おなかまで

着用感や履きやすさなど、好みで選んでよい。

それぞれに、つま先があるものとないものがある

サイズ

足のサイズや足の各部の太さなどが基準になる。

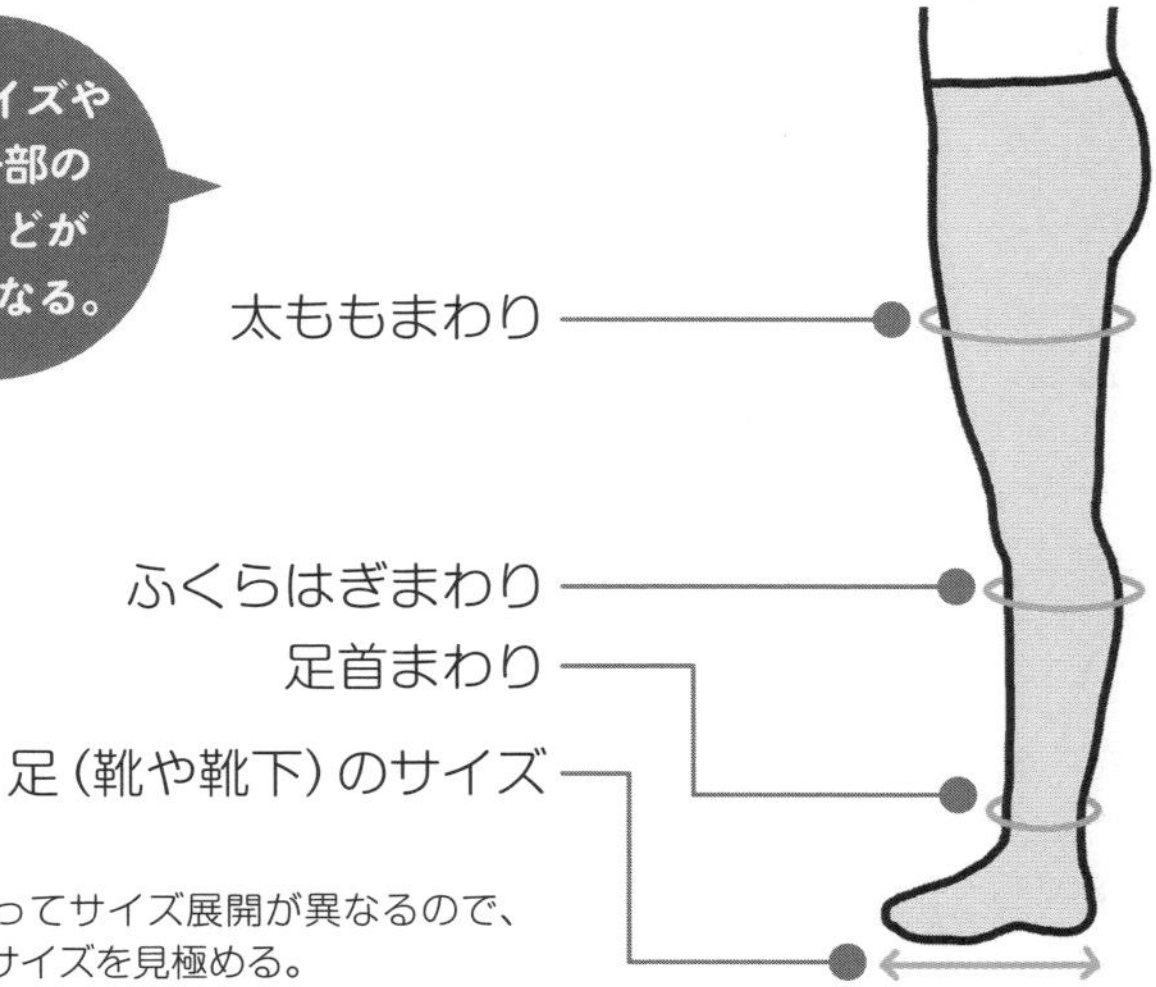
太ももまわり
ふくらはぎまわり
足首まわり
足（靴や靴下）のサイズ

※製品によってサイズ展開が異なるので、自分に合うサイズを見極める。

圧迫圧

「hPa（mmHg）」の値が大きいものほど、締め付け感が強い。最初は弱いものから試してみるとよい。

「デニール」は、使われている糸の太さを示す単位で、圧迫圧とは関係ない。

弾性ストッキングの履き方

弾性ストッキングはしめつける力が強いため、履き方にコツがあります。普通の靴下やストッキングのように伸びないので、足を入れて引き上げるような履き方をすることはできません。正しい履き方ではかないと、履くのが大変なために着用が長続きしない原因にもなりかねません。なれるまでは少し時間がかかるかもしれませんが、手順を守って正しく履くようにしましょう。

●かかとの位置を合わせてからたくし上げるのが基本

履き方の基本は、かかとの位置をぴったり合わせてから、足首のほうへたくし上げていくこと。かかとを合わせないまま力任せに引っ張っても、うまくいきません。何回か練習をくり返せば、30秒ほどで履けるようになります。

弾性ストッキングの履き方

①ストッキングの中に手を入れ、かかとの部分を内側からつまむ。

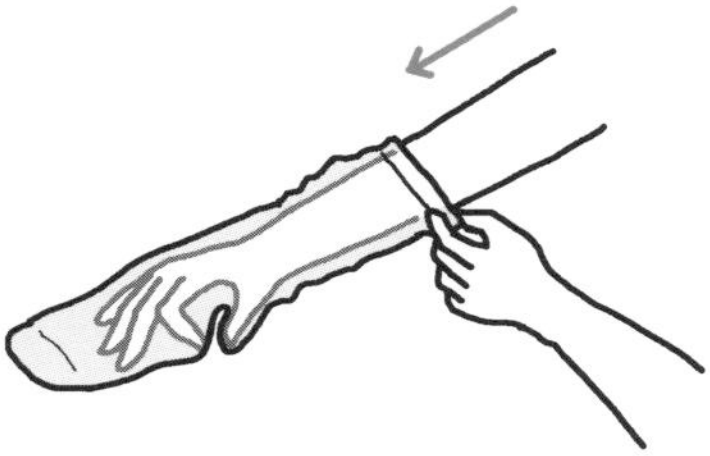

②かかとをつまんだまま、ストッキングの上部を裏返してかかとの上あたりまで折り返す。

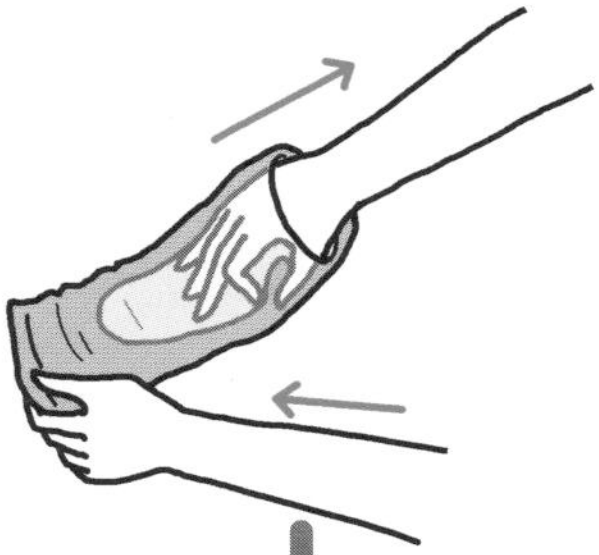

③かかとを下にして、ストッキングを左右に広げる。

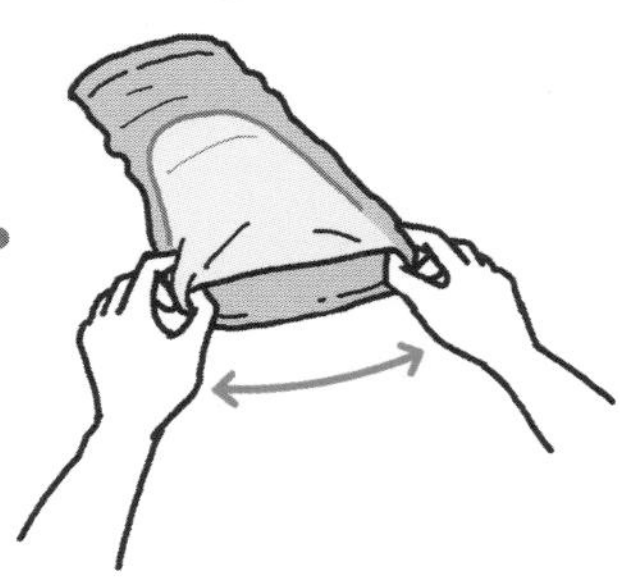

④足を入れ、かかとの位置をきちんと合わせる。

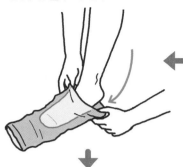

⑤裏返した部分を元に戻しながら、足首〜ふくらはぎへとたくし上げる。

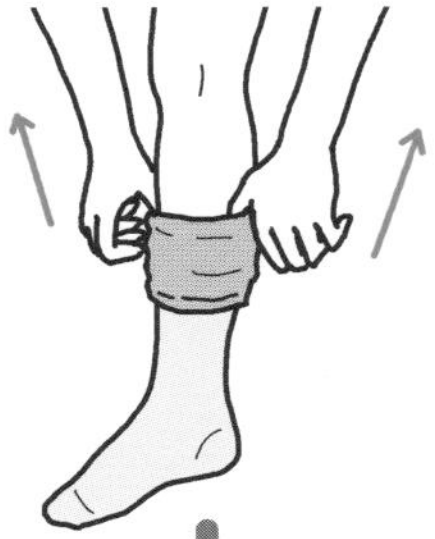

⑥全体にしわがよらないように整える。

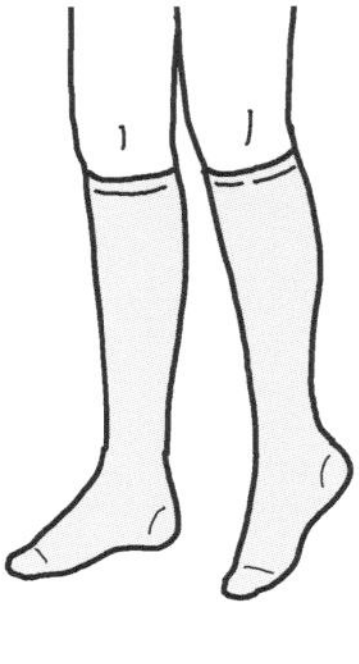

弾性ストッキングはいつ履くか

下肢静脈瘤は、仕事や家事などで立ちっぱなし、座りっぱなしの状態が続いたとき、足に血液がたまることで起こります。弾性ストッキングはこうした血流の滞りを防ぐためのものなので、活動している日中に履くのが基本です。足のむくみやこむら返りといった症状が現れるのが夕方や夜であっても、「朝履いて、夜は脱ぐ」のが基本です。弾性ストッキングは、不快な症状が現れてから「治す」のではなく、症状を引き起こす「原因に対処する」ためのものだからです。

●寝るときは弾性ストッキングをはかなくてよい

夜、足のむくみなどがある場合も、寝ている間は弾性ストッキングを履く必要はありません。布団に横になった姿勢なら、足から心臓へ血液がスムーズに流れるからです。ただし日中に弾性ストッキングが履けない場合は、寝るときに「夜用」のものを試してみてもよいでしょう。

弾性ストッキングの使い方

起床

↓

身支度をするときに履く

＝出勤前や、仕事場での着替えの際など

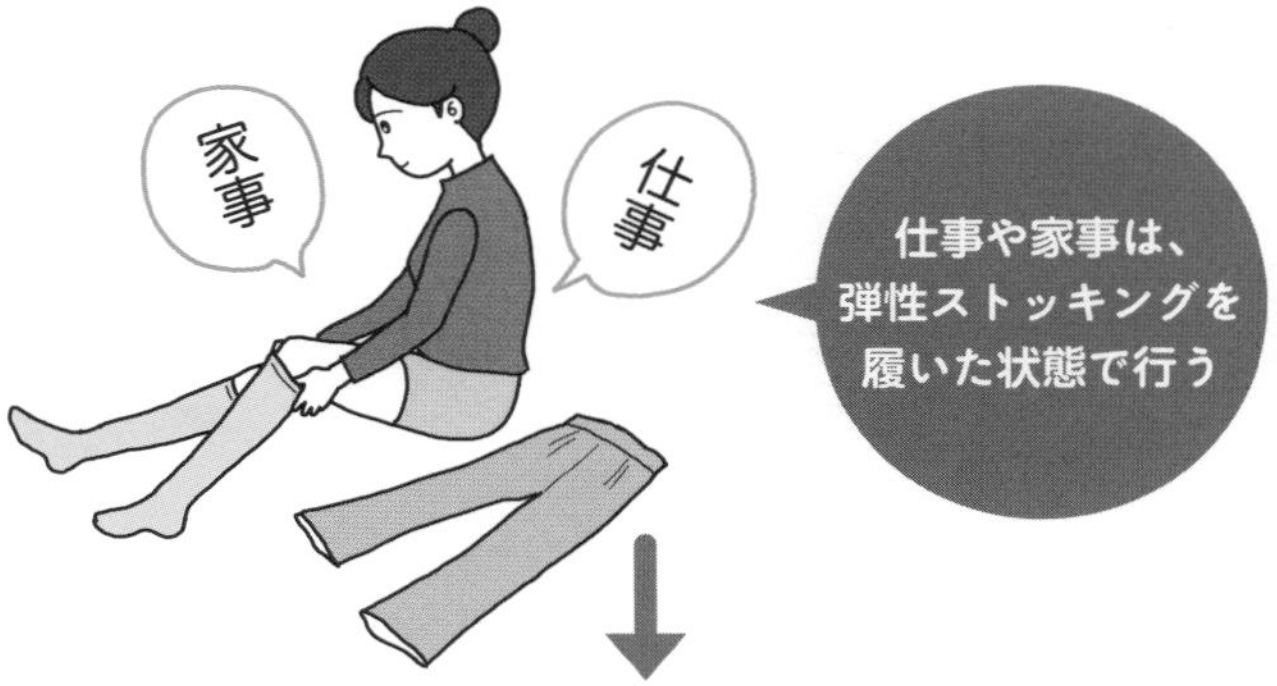
家事
仕事
仕事や家事は、弾性ストッキングを履いた状態で行う

↓

入浴時に脱ぐ

※終業時の着替えの際などに脱いでもよい

↓

弾性ストッキングを履かずに就寝

むくみなどの症状がある場合も、寝るときは脱ぐのが基本

夜用の着圧ストッキングとは……
　寝ている間に足のむくみをとることが目的。通常の弾性ストッキングより圧迫圧が弱い。

日中に弾性ストッキングを履けない場合は、「夜用」の着圧ストッキングを試してみても！

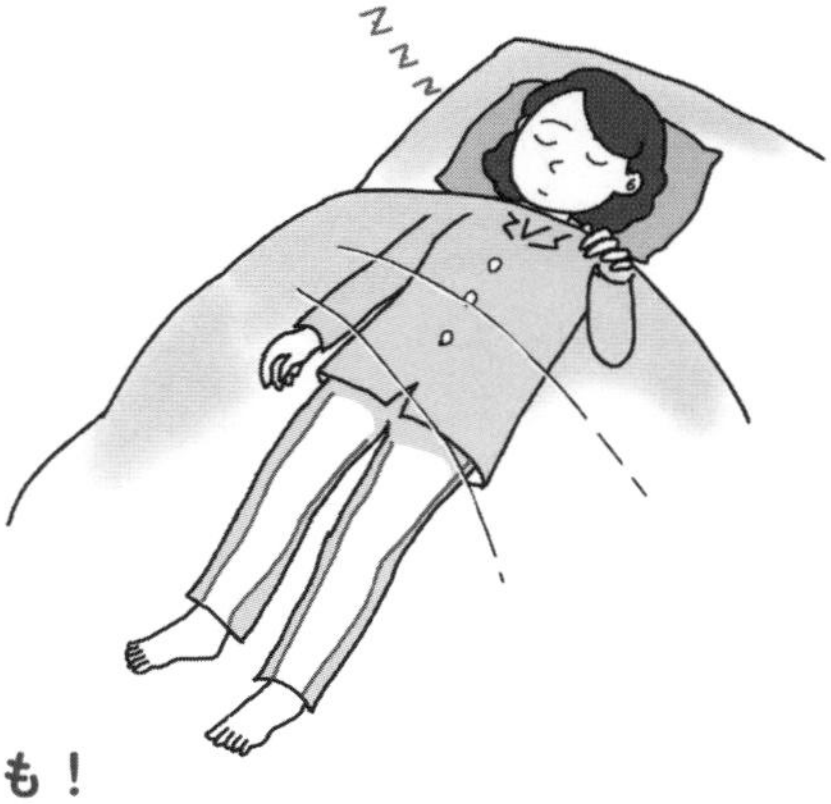
Z Z Z

生活習慣の見直しが症状の改善につながる

下肢静脈瘤の症状を改善するためには、体操や弾性ストッキングの利用に加えて生活習慣の見直しも必要です。症状の悪化にもっともつながりやすいのが、立ちっぱなし、座りっぱなしで足をあまり動かさない時間が長いことです。

長時間の立ち仕事などは避けるのが理想ですが、それが難しい場合はこまめに休憩をとったり可能な範囲で歩きまわったりする工夫をしましょう。席を離れづらいデスクワークの場合は、机の下で足を上げる、足首を回すなど、こまめに足を動かすことを心がけましょう。

●運動不足にも要注意

運動不足が続くと、心臓へ血液を押し戻す「**筋ポンプ作用**」が弱まるうえ、筋肉量も減ってしまいます。また、運動不足からくる肥満も下肢静脈瘤の危険因子のひとつなので注意が必要です。

日常生活で気をつけたいこと

座りっぱなしを避ける

机の下で足首を回すなど、足を動かすことを心がける。

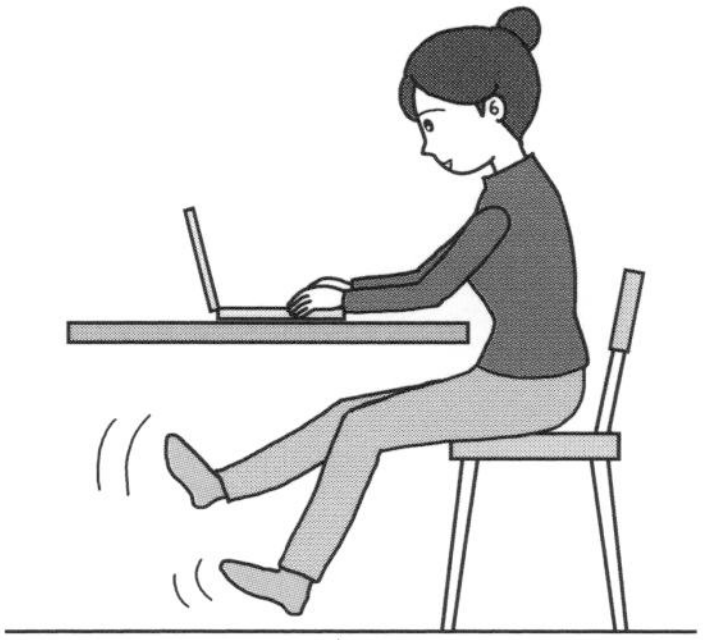

休憩時間には、
p60〜65で紹介した体操を！

立ちっぱなしを避ける

仕事や家事はこまめに休憩をとりながら行う。

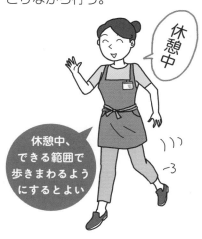

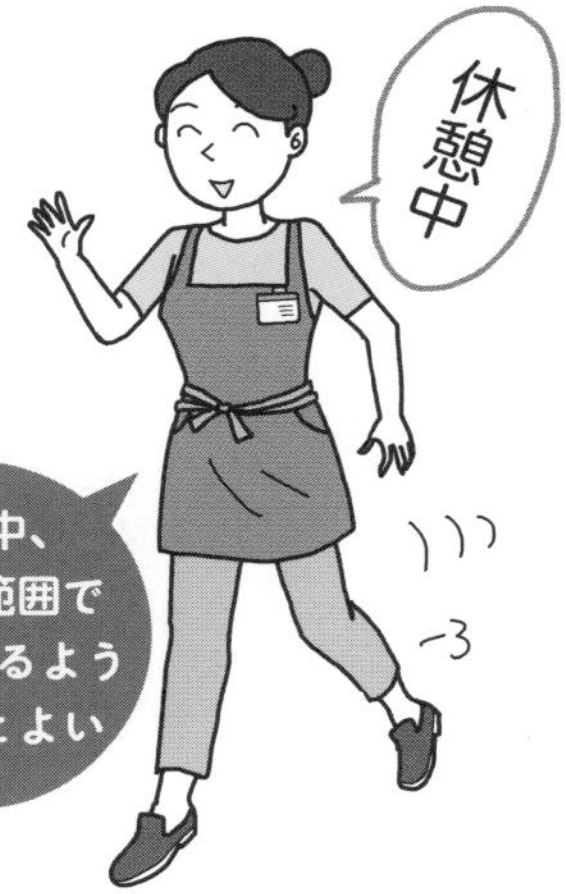

休憩中、
できる範囲で
歩きまわるよう
にするとよい

肥満を予防・改善する

食べ過ぎや食事の偏りに注意し、体を動かす習慣をつける。

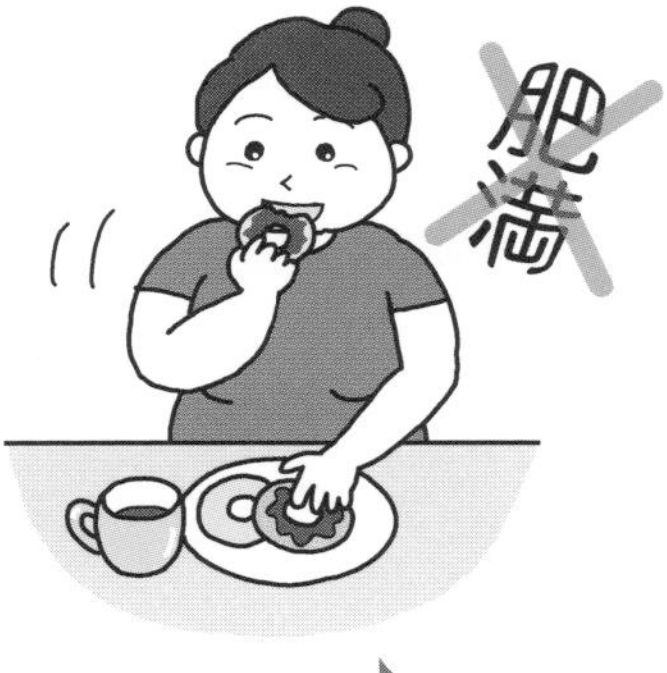

運動不足に注意

短時間でもよいので、毎日軽い運動を続ける。

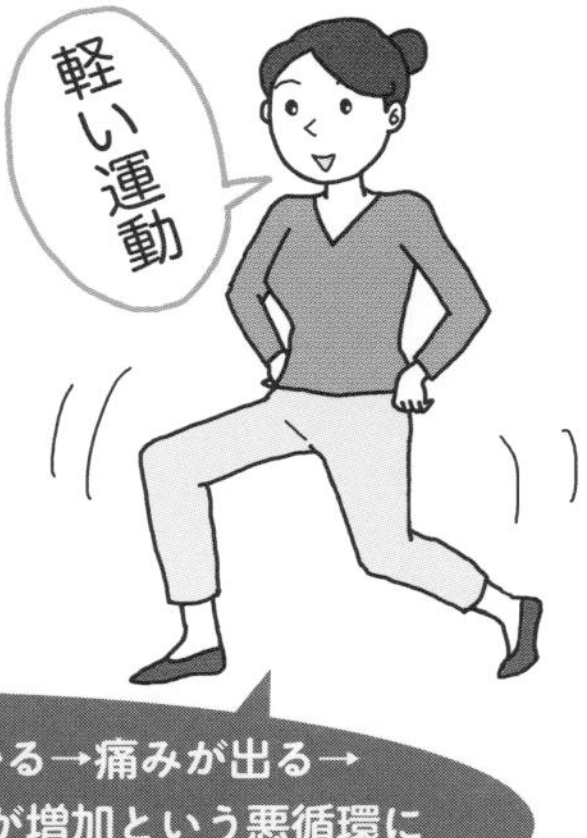

肥満→ひざなどに負担がかかる→痛みが出る→
運動できなくなる→さらに体重が増加という悪循環に
陥らないよう、日ごろから体重管理を心がける。

生活の中でできること

足から心臓への血液の流れを促すためには、足の「筋ポンプ作用」を高めることが有効です。筋ポンプ作用は、おもにふくらはぎの筋肉が緊張したりゆるんだりすることによって生じます。ふくらはぎが「第二の心臓」と呼ばれることがあるのは、こうした働きのためです。

下肢静脈瘤改善のために心がけたいのは、まず足を動かすこと。さらに軽い筋トレなどで筋肉を増やすことができれば、筋ポンプ作用アップも期待することができます。

●運動に加えて、足を休めることも有効

足にたまった血液をスムーズに流すためには、こまめに足を動かすほか、足を高くすることやお風呂で温めることなども効果的です。また、下肢静脈瘤の悪化につながる肥満や便秘を防ぐため、食事の内容も見直してみましょう。

①ウォーキング

血流をスムーズにするためのいちばん手軽な方法が、歩くことです。立ちっぱなし、座りっぱなしになりがちな人には、毎日のウォーキングがおすすめ。1日15～20分ほどを目安に、歩くことを心がけましょう。通勤や買い物の際、少し長めに歩くなどの工夫をすれば、わざわざウォーキングのための時間をつくらなくても大丈夫です。

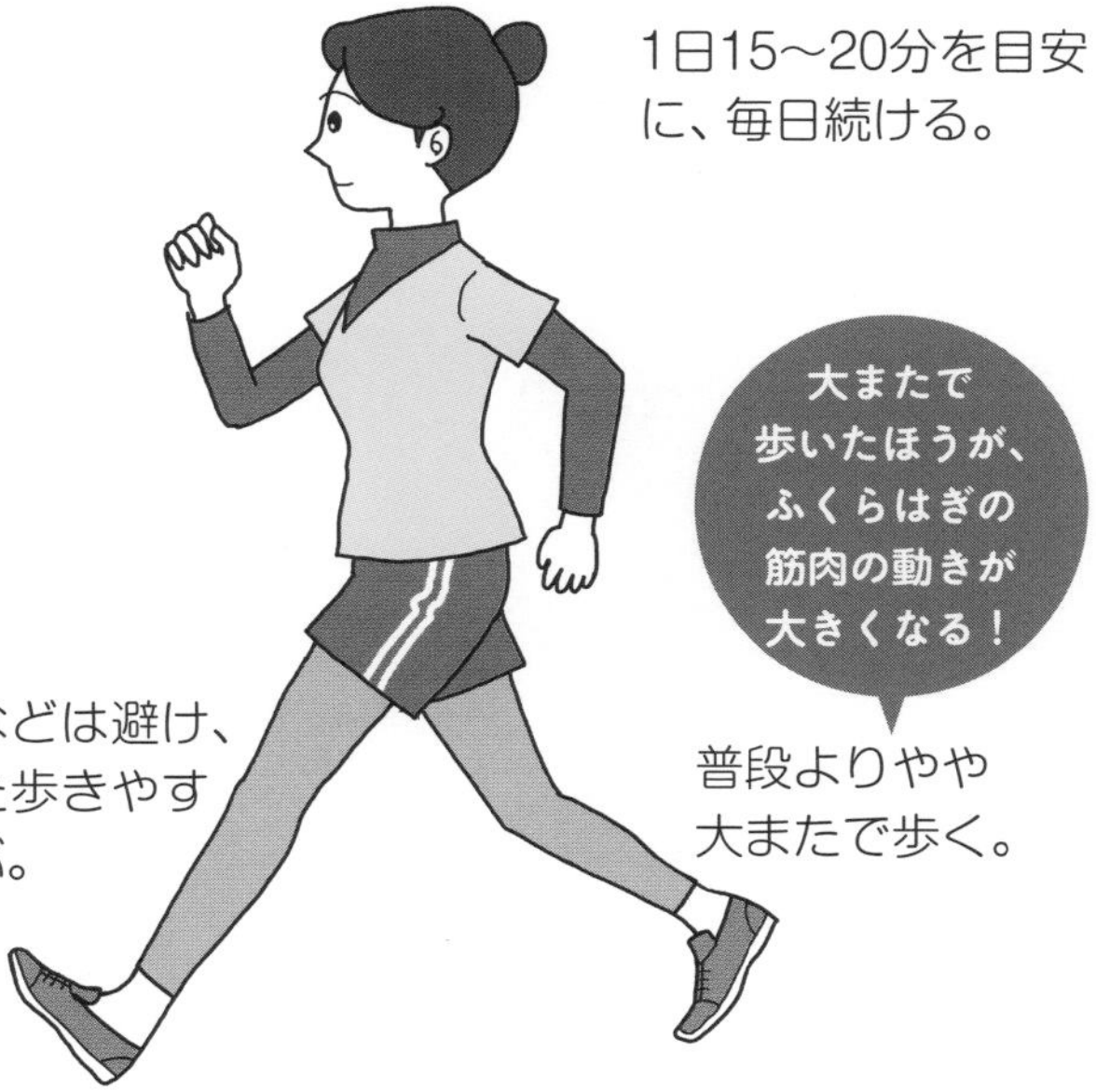
1日15～20分を目安に、毎日続ける。
大またで歩いたほうが、ふくらはぎの筋肉の動きが大きくなる！
普段よりやや大またで歩く。
パンプスなどは避け、足に合った歩きやすい靴を選ぶ。

毎日続けるために……

- 通勤や外出の際、バスなどを使わずに歩く
- 買い物には徒歩で行く
- 目的地のひと駅手前で降りて歩く
- 毎日、散歩をする
- エレベーターやエスカレーターはなるべく使わない

※ひざに痛みがある場合は、プールで水中ウォーキングがおすすめ

②スクワット

立ってひざを曲げ伸ばしするスクワットは、下半身全体をきたえるトレーニングです。足の筋肉を動かして血行を促進するのはもちろん、筋力アップにもつながります。転倒を防ぎ、ひざなどへの負担を小さくするため、安定したところに手をおいて行いましょう。筋力を維持することは、今後の運動不足を防ぐためにも役立ちます。

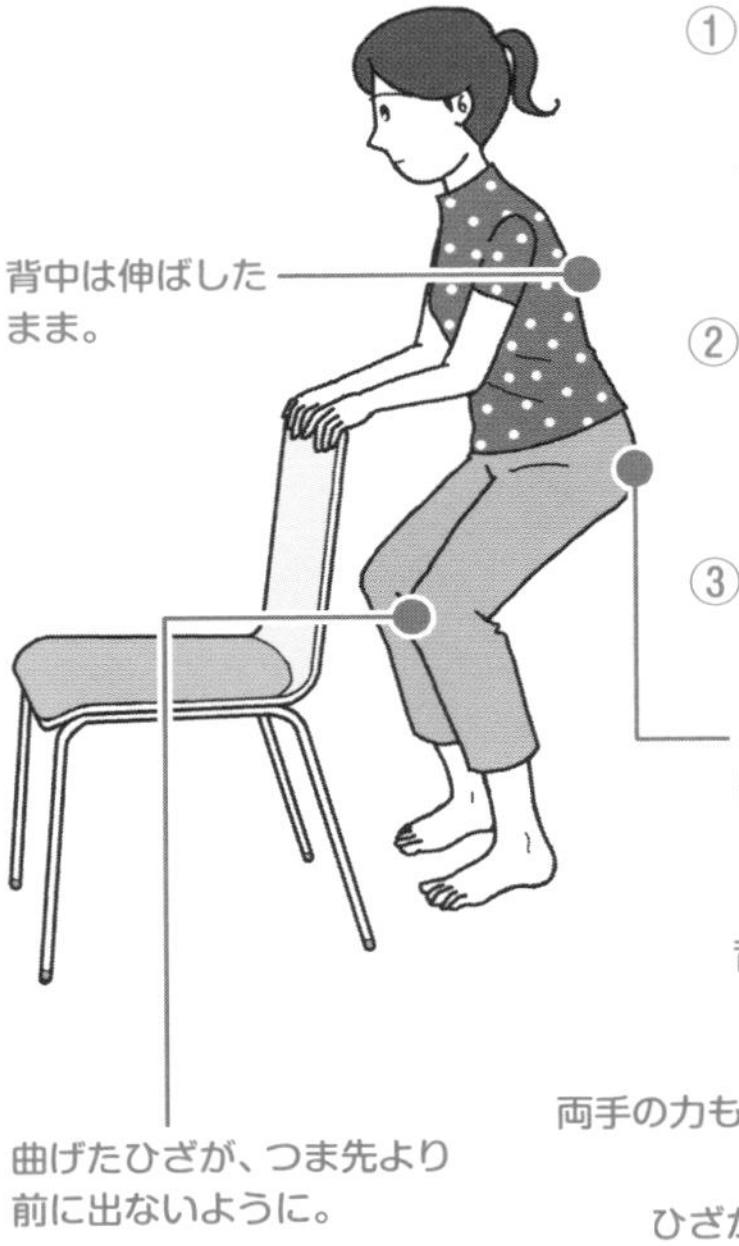
背中は伸ばしたまま。
おしりをうしろへ突き出すつもりで。
曲げたひざが、つま先より前に出ないように。

①安定した椅子の背などに両手をおき、足を肩幅に開いて立つ。

↓

②無理なく曲げられるところまで、ゆっくりとひざを曲げる。

↓

③ゆっくりとひざを伸ばす。

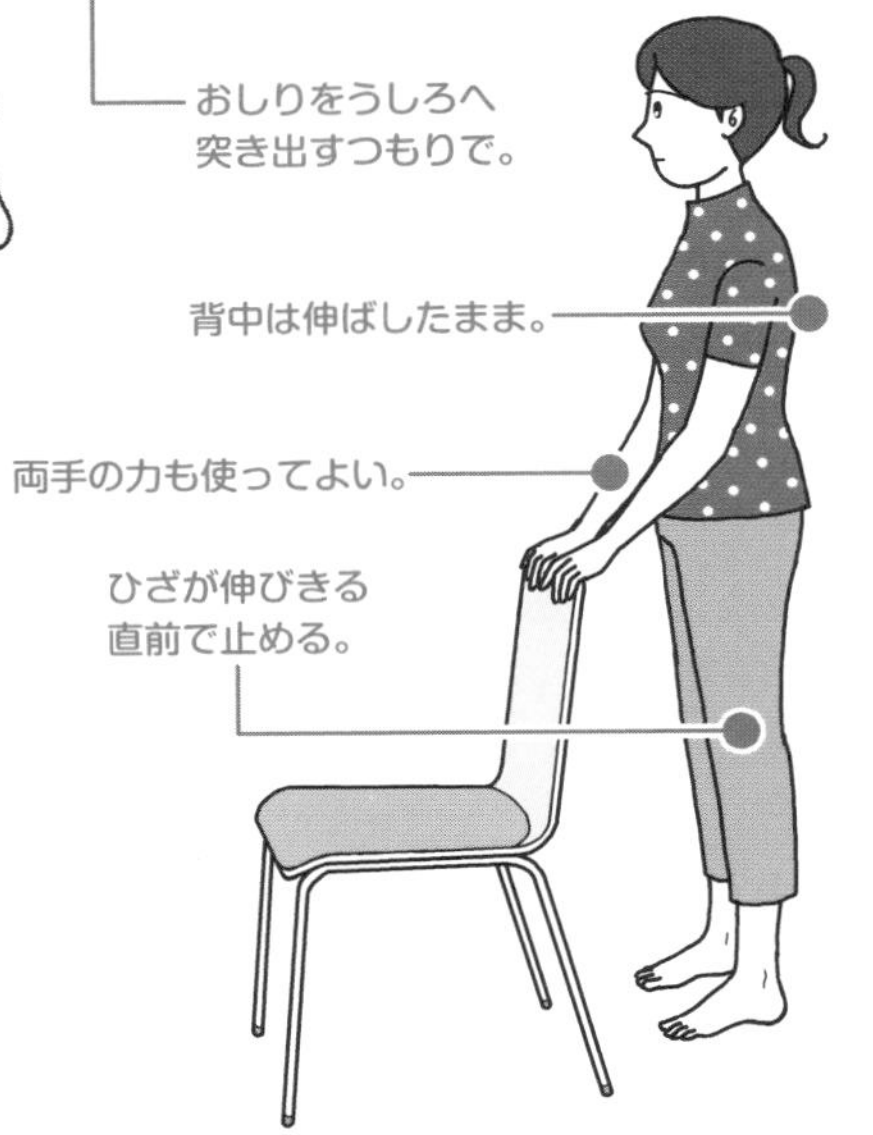
背中は伸ばしたまま。
両手の力も使ってよい。
ひざが伸びきる直前で止める。

①〜③を
2回で1セット。
1日に
3セット行う。

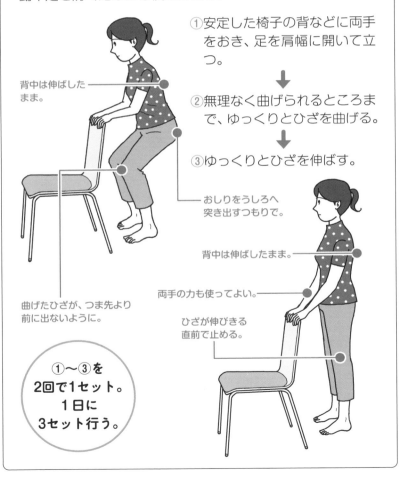

③足を高くして休む

立ったり、椅子に座ったりした姿勢で足から心臓へ血液を送るためには、筋ポンプ作用が必要です。でも足を高くすれば、筋ポンプ作用が強く働かなくても静脈内の血液が流れやすくなるのです。立ちっぱなし、座りっぱなしになりがちな人は、1時間に1回、5〜6分程度を目安に、足を高くして休むことを心がけましょう。

仕事中

筋ポンプ作用が働かなくても静脈内の血液が流れやすくなる。

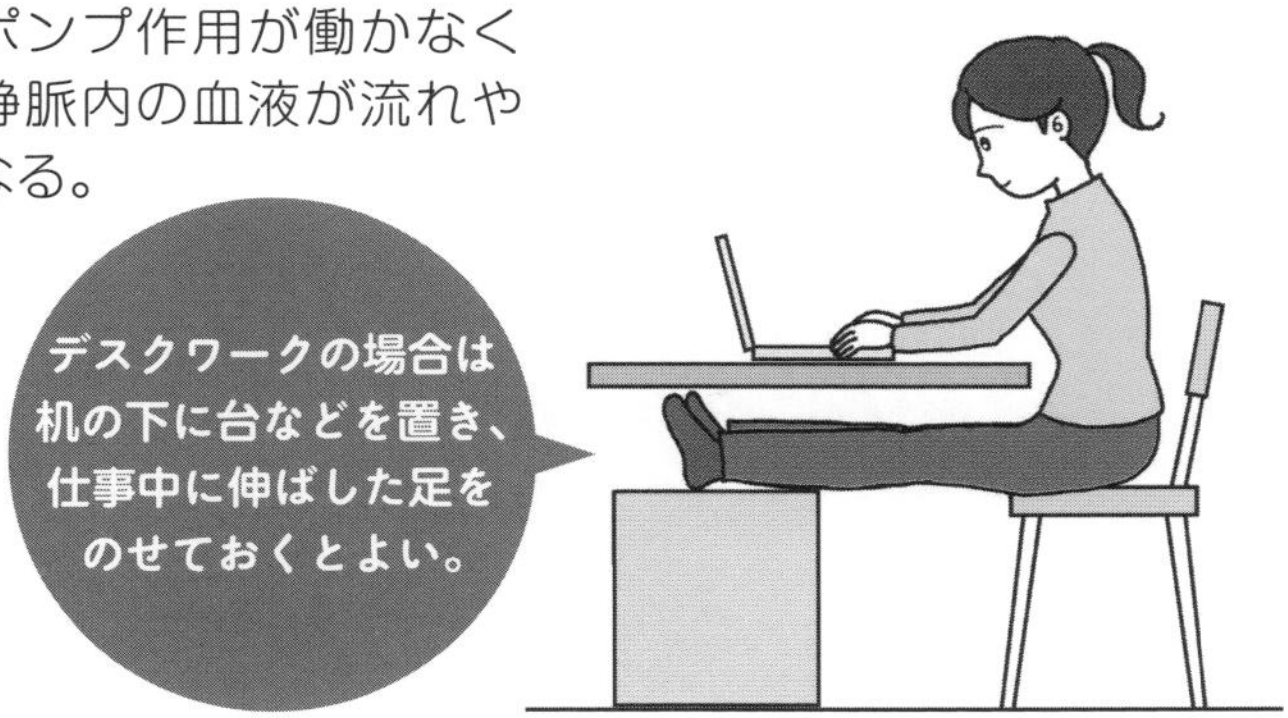
デスクワークの場合は
机の下に台などを置き、
仕事中に伸ばした足を
のせておくとよい。

就寝中

①就寝中の足枕で足を高くする。
あるいは
②昼の休憩時間に足を壁等にたてかける。

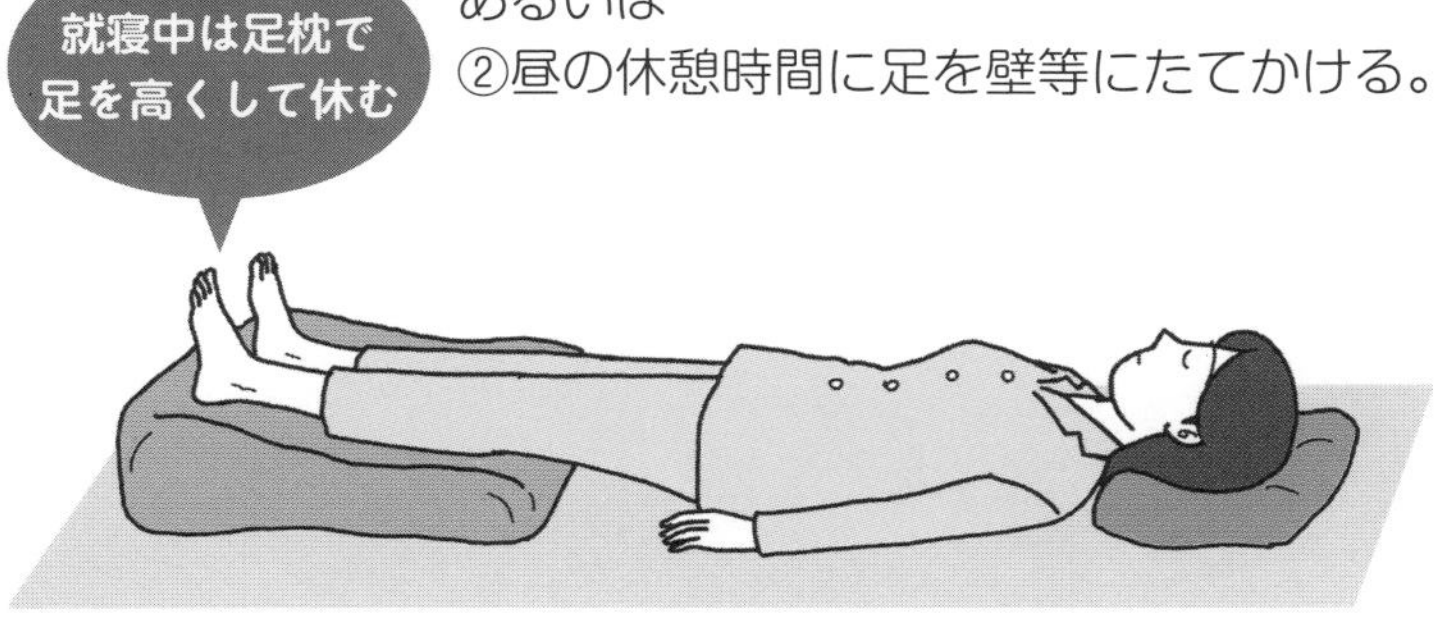
就寝中は足枕で
足を高くして休む

④入浴

血行をスムーズにするためには、一日の活動を終えた後の入浴も効果的です。シャワーですませず、ぬるめのお湯にゆっくりつかるのを毎日の習慣にしましょう。体が温まることで抹消の血管が広がって血液が流れやすくなるうえ、水圧がかかることによって足にたまった血液が心臓に戻りやすくなります。

お湯はぬるめに

熱すぎると血管が収縮してしまって血行改善につながりにくいので、38～40度を目安に。

少なめのお湯で半身浴をすると、水圧による血行改善効果がアップ

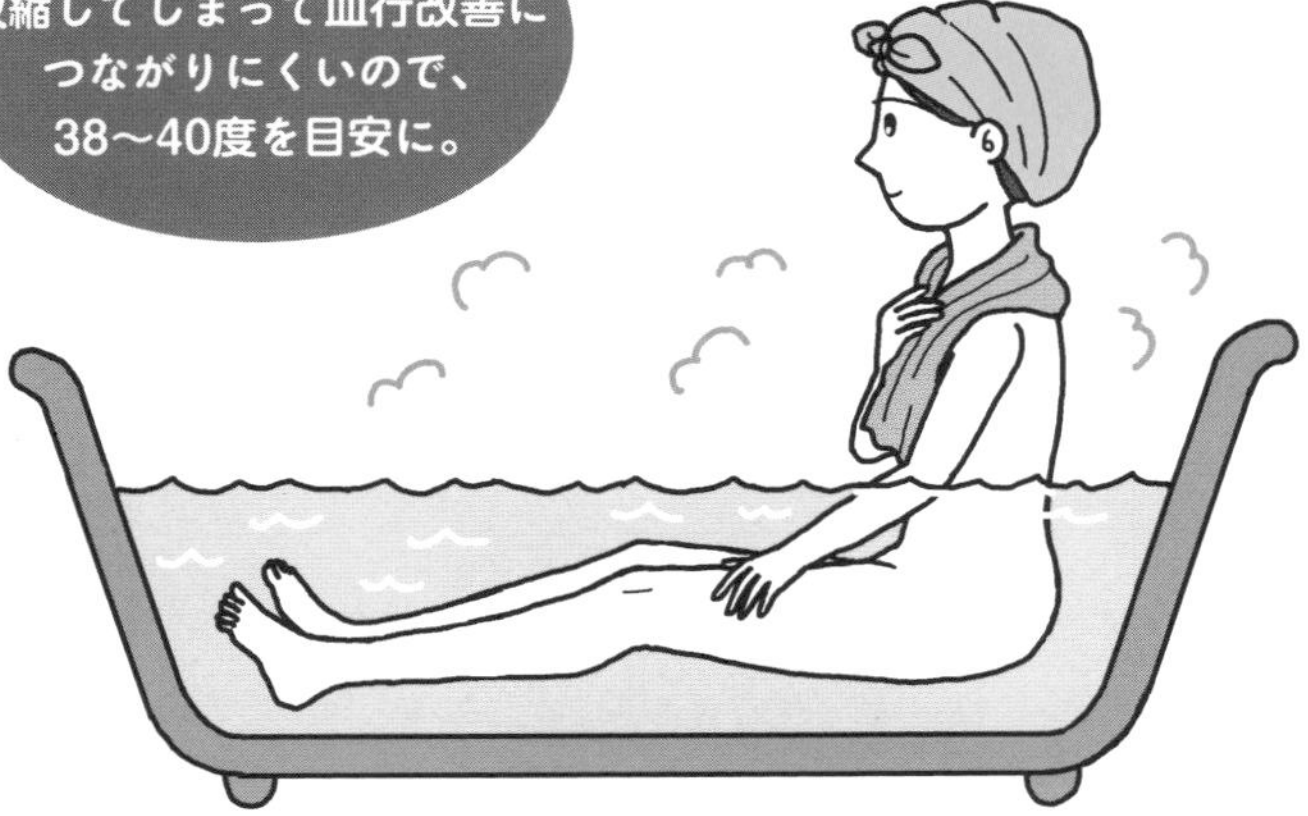

湯船の中で足を伸ばす

セルフマッサージ（70ページ参照）を行うと効果的。

入浴後に体操（66ページ～）を行うのがおすすめ！

※入浴後、一時的に血管のふくらみなどが目立つことがあるが、自然におさまる。

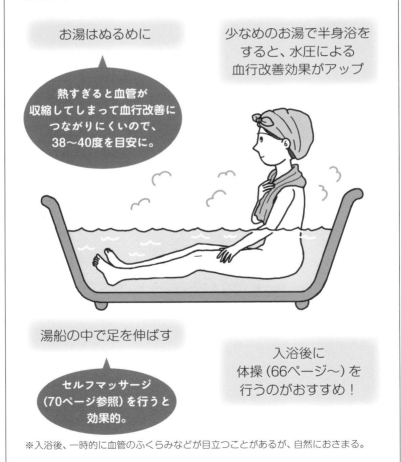

⑤食事の工夫

下肢静脈瘤の場合、「これを食べれば症状が改善する」という食材はありません。日頃から心がけたいのは、適量をバランスよく食べること。下肢静脈瘤を悪化させる原因となる肥満や便秘、などを予防・改善するために食物繊維をしっかりとることや、むくみ対策として塩分をとりすぎないことも大切です。

塩分は控えめに

塩分のとりすぎはむくみを悪化させるので要注意。

野菜をたっぷりとる

野菜に豊富な食物繊維は、肥満や便秘の予防・改善に役立つ。

便秘のために
排便時にかかる
腹圧が高くなると、
下肢静脈瘤を
悪化させる
可能性がある。

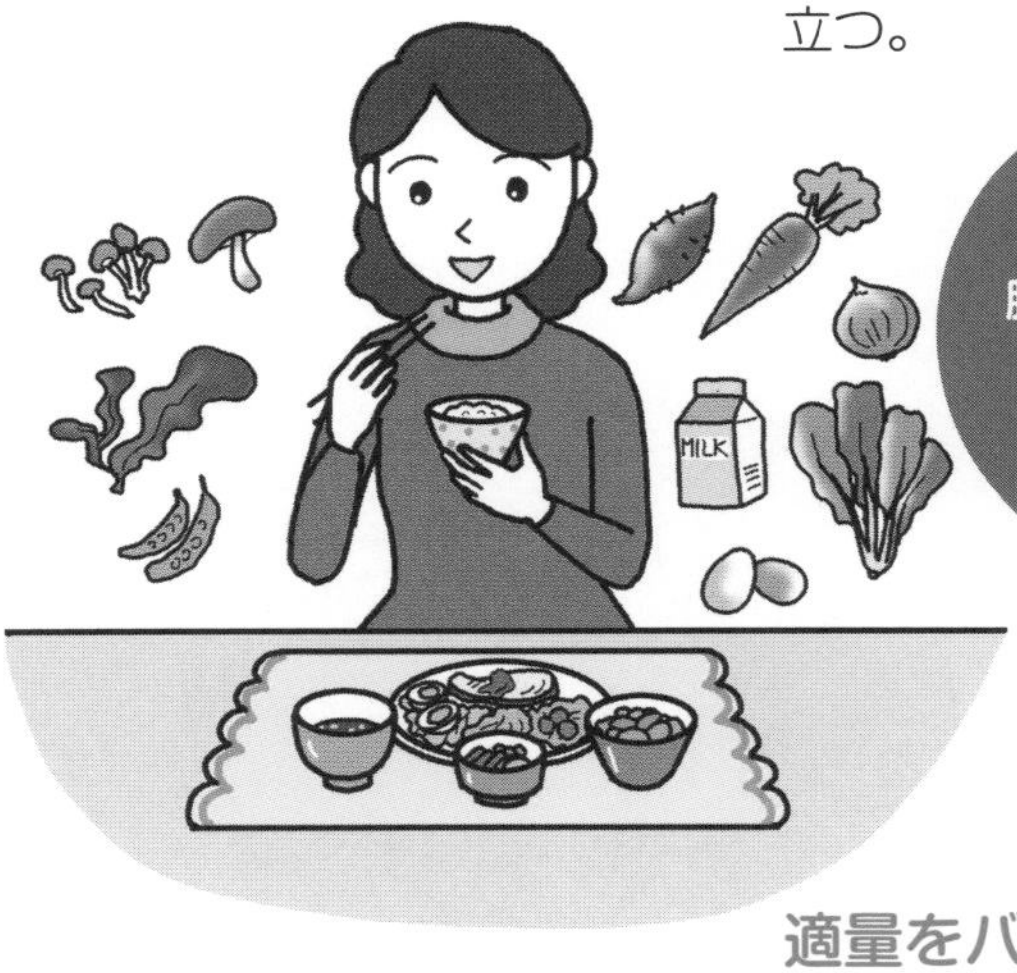

適量をバランスよく

肥満は下肢静脈瘤の原因のひとつ。食べ過ぎや糖質、脂質の摂り過ぎに注意する。

ポリフェノールで血管を丈夫に！

野菜やくだものに含まれる苦み成分・ポリフェノールには、血管を丈夫にしてむくみを改善する効果が期待できる。

ポリフェノールを含む食材
ブルーベリー、ぶどう、緑茶、りんご、バナナ、カカオなど

column

足の一部をしめつけるのはNG

弾性ストッキングで足に適切な圧力をかけることは、下肢静脈瘤の症状改善につながります。でも、足を部分的にしめつけるのはよくありません。血流を妨げるため、症状を悪化させる可能性があります。ひざなどにつけるサポーターのほか、包帯やきついガードルなども要注意。できれば、ロングブーツやハイヒールなど、足首が曲がりにくくなる靴も避けましょう。

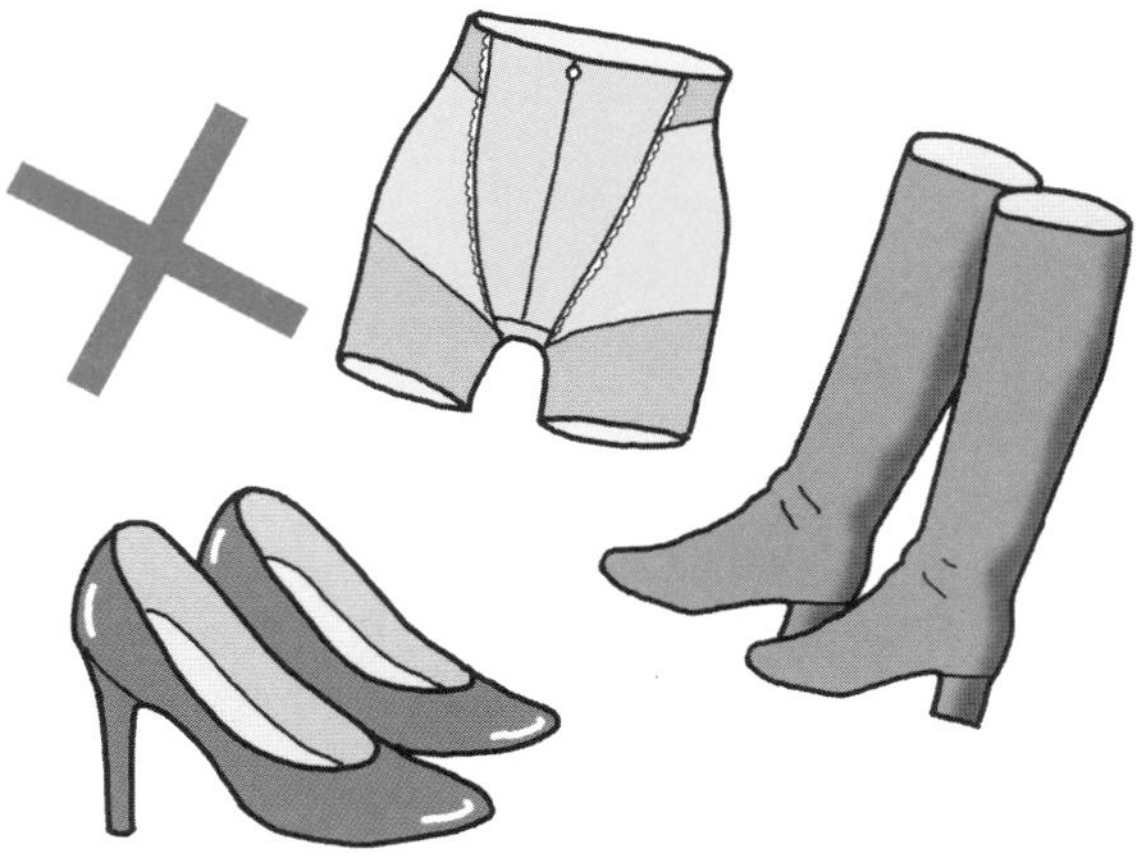

第4章

下肢静脈瘤の治療

下肢静脈瘤の治療法は3種類

セルフケアでは十分な効果が得られなかったり、浮き出した血管が目立つのが気になったりする場合、または症状が進行して「うっ滞性皮膚炎（43ページ参照）」を起こした場合には、病院での治療が必要になります。

●医師と相談して治療法を選ぶ

下肢静脈瘤を根本的に治すための治療法は、大きく分けて3種類。ひとつめが、「**血管内治療**（92ページ〜参照）」。血管に細い管（カテーテル）を通し、内側から治療する方法です。ふたつめが、「**硬化療法**（102ページ〜参照）」。薬剤を注入して血管をふさぐ治療法です。3つめが「**手術**（108ページ〜参照）」。逆流防止弁がこわれた血管を外科的に取り除く方法です。治療法や治療を受けるタイミングについては、主治医と相談したうえで決めるとよいでしょう。

下肢静脈瘤の根本治療

血管内治療

→血管の内側から、血管をふさぐ処置をする。

レーザー療法

高周波治療（ラジオ波治療）

NTNT治療（グルー治療）

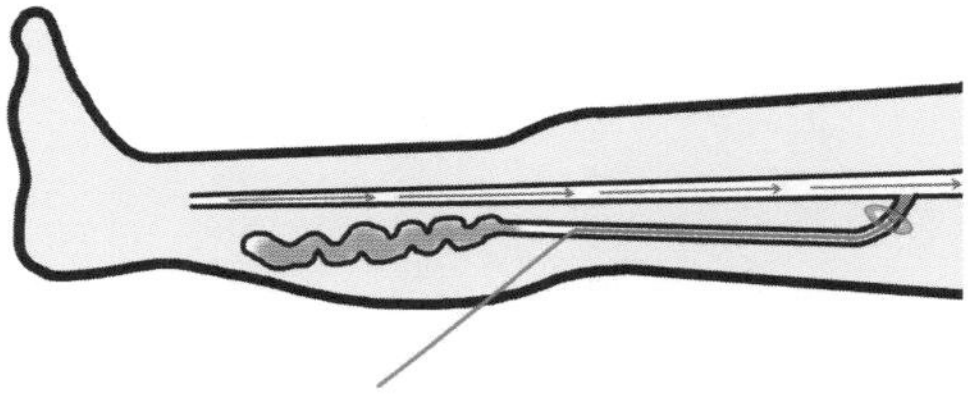

硬化療法

→薬剤を注射して、血管をふさぐ処置をする。

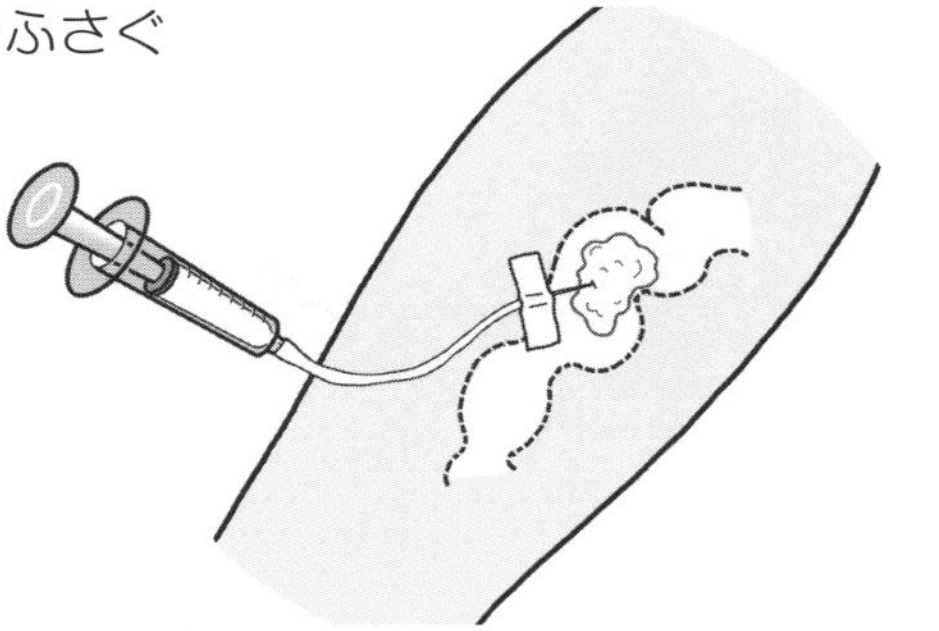

手術

→皮膚を切開して異常のある血管をとり除いたり、血流を止めたりする。

ストリッピング手術

高《こう》位《い》結紮《けっさつ》術《じゅつ》

スタブ・アバルジョン手術

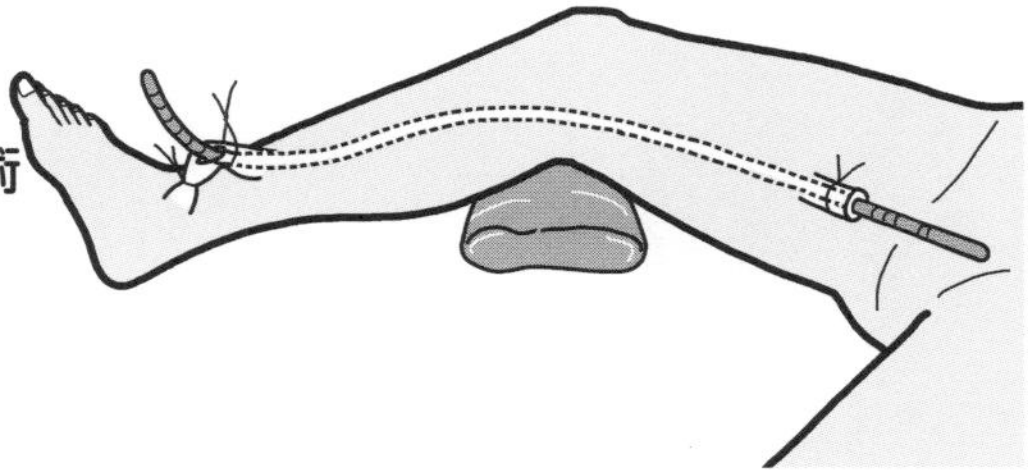

血管の内側から治療する血管内治療

血管内治療とは、血管に細い管（カテーテル）を入れ、内側から血管を焼いたりふさいだりする治療法のこと。静脈瘤の手前で血管をふさぎ、血液が流れ込まないようにする方法です。皮膚の表面近くを通る血管には、たくさんのルートがあります。そのため、下肢静脈瘤ができた部分をふさいでも血流に悪影響を及ぼすことはありません。

●日帰りで治療が可能

血管内治療は皮膚を切開する必要がないため、体への負担が軽いことがいちばんのメリットです。入院の必要もないので、治療は日帰りでＯＫ。術後は安静にしている必要もなく、治療後すぐに日常生活に戻ることができます。デスクワーク中心であれば、当日から仕事をすることも可能。翌日からは、血栓予防のために散歩などで足を動かすことを勧められます。

血管内治療のメリット

治療後は、すぐに日常生活に戻れる

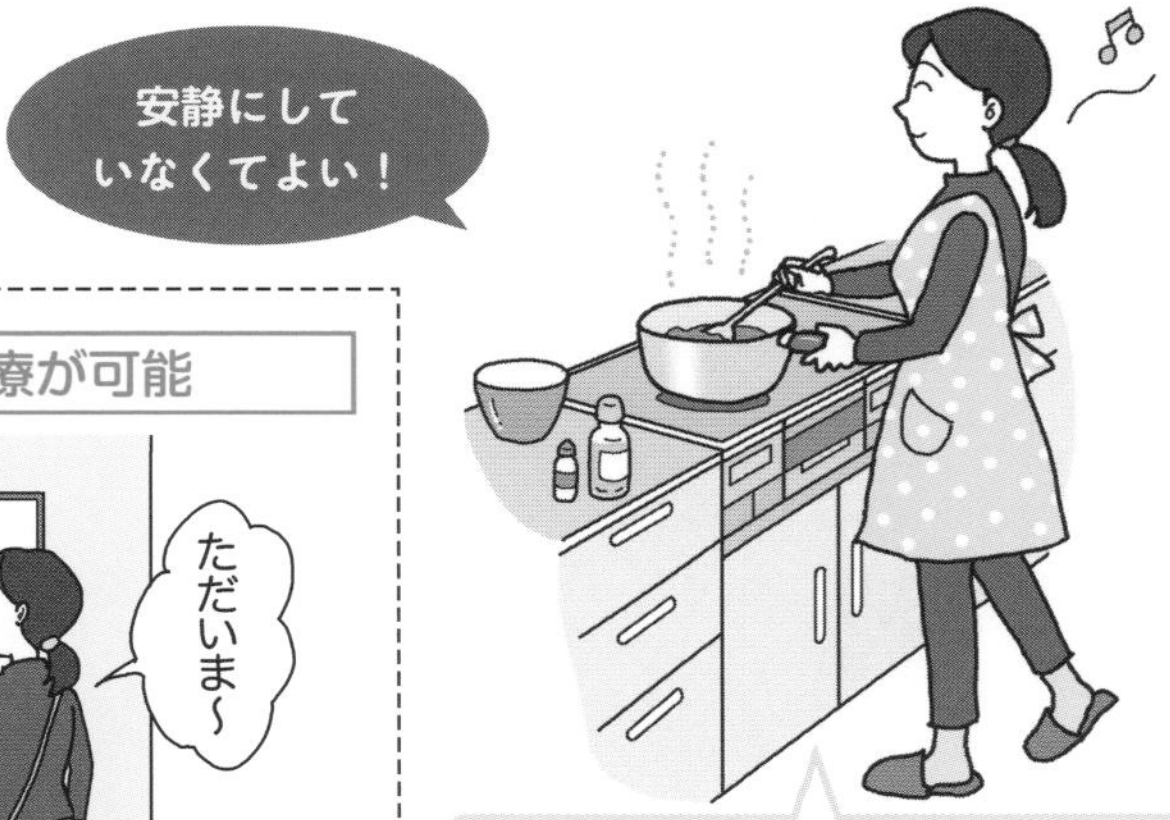

日帰り治療が可能

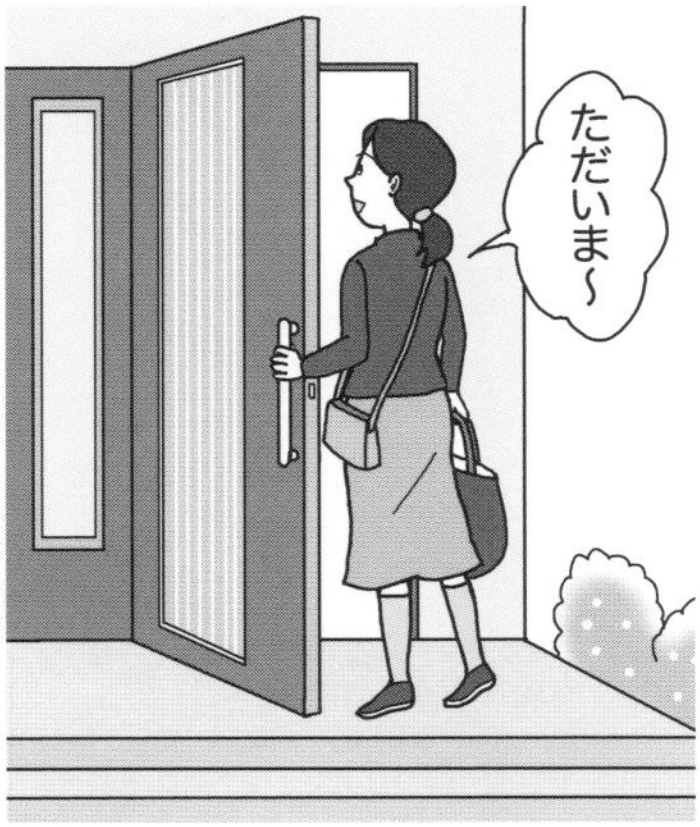

仕事再開の目安
デスクワーク＝治療当日からでも可能
立ち仕事や体を動かす仕事＝治療の2～3日後から

傷跡が小さく、目立たない

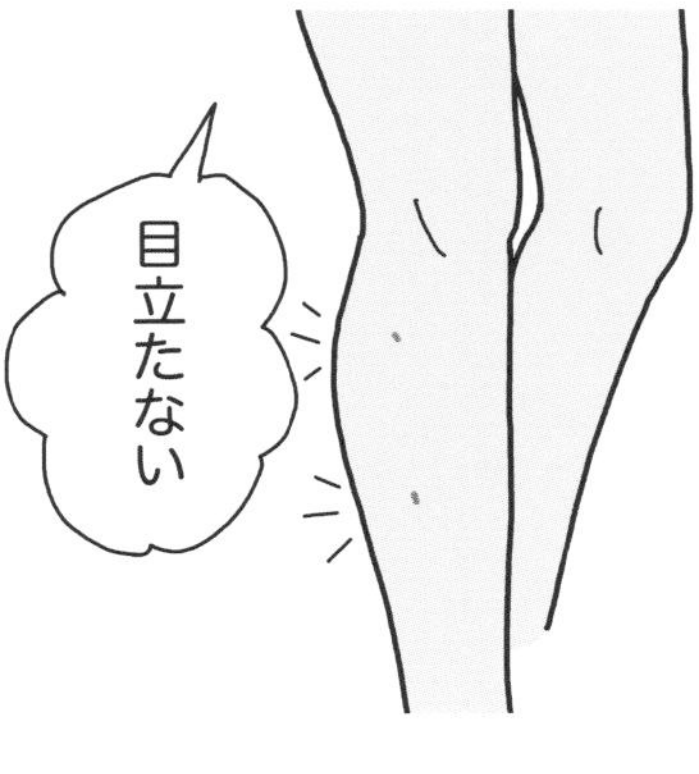

痛みや出血が少ない

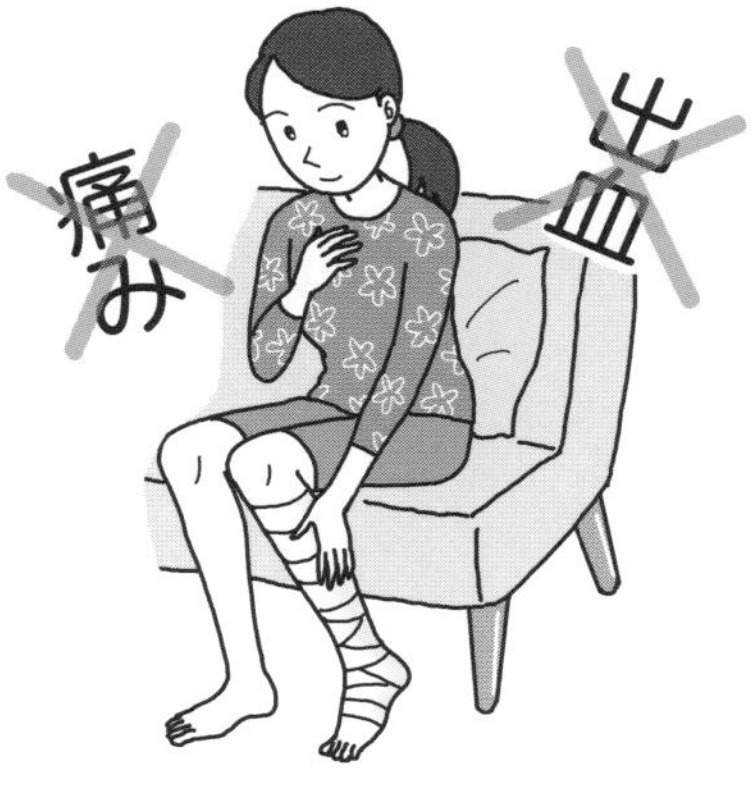

血管内治療①

レーザー治療

レーザー治療を行う場合は、まずエコー（超音波検査装置）で観察しながら静脈瘤のある血管に細い針を刺します。次にその穴から足の付け根まで、レーザー光を照射するための細い光ファイバーを入れます。そして局所麻酔を施したうえで、レーザー光を照射しながら光ファイバーをゆっくり引き抜いていきます。レーザー光を照射した部分の血管は、内側から焼かれてふさがり、血液が通らなくなります。術後はすぐに歩くことができますが、治療後1カ月間は弾性ストッキングを着用します。

●浮き出した血管を切除することも

レーザー治療の後、静脈瘤を特殊な方法（110ページ参照）で切除することがあります。この処置の際、切開するのは1～2㎜程度。縫合する必要はなく、傷あともほとんど残りません。

レーザー治療の方法

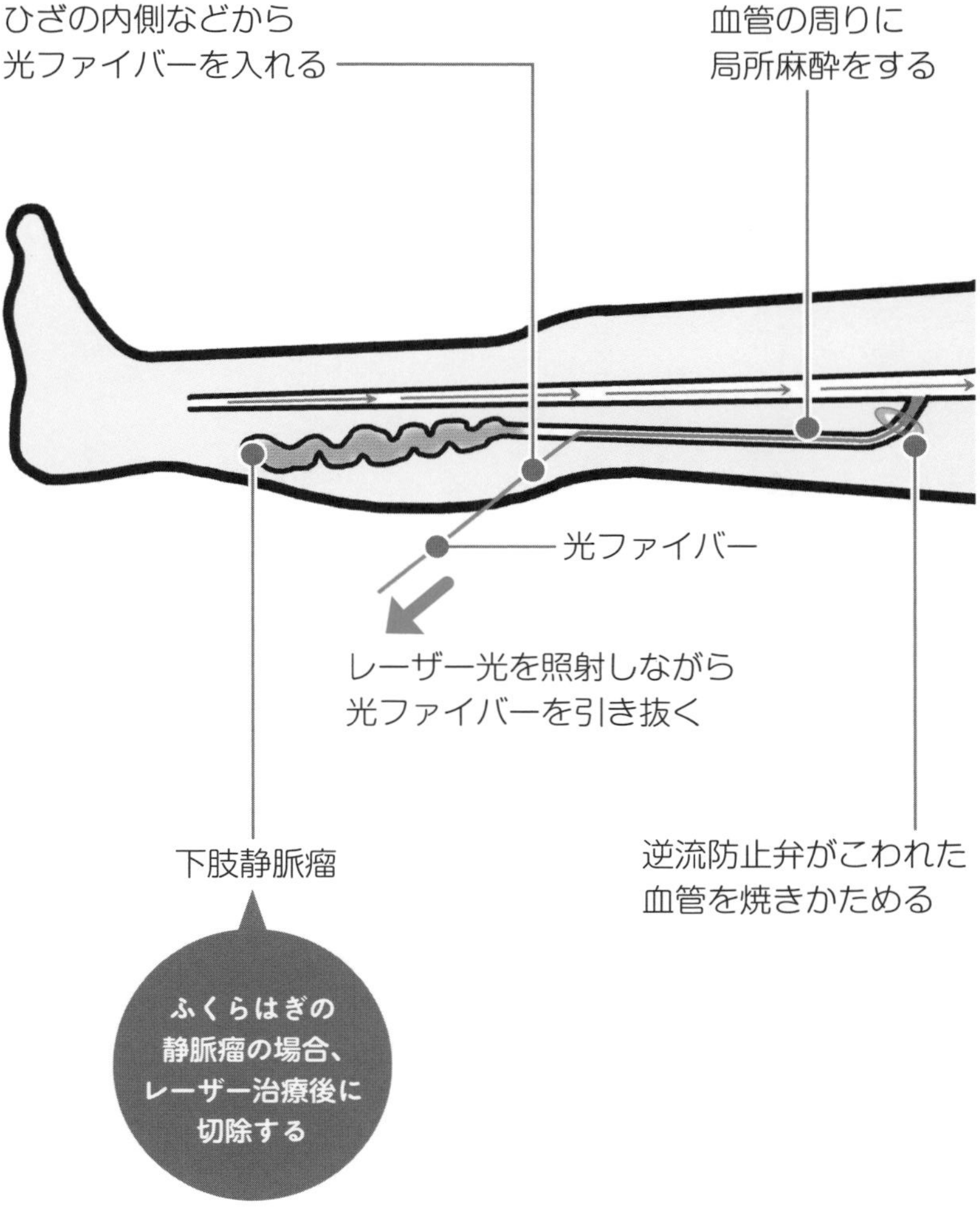
ひざの内側などから
光ファイバーを入れる
血管の周りに
局所麻酔をする
光ファイバー
レーザー光を照射しながら
光ファイバーを引き抜く
下肢静脈瘤
逆流防止弁がこわれた
血管を焼きかためる
ふくらはぎの
静脈瘤の場合、
レーザー治療後に
切除する

高周波治療（ラジオ波治療）

「ラジオ波治療法」とも呼ばれる高周波治療法の手順は、レーザー治療とほぼ同じ。レーザー治療で使用する光ファイバーのかわりに、細い管（カテーテル）を静脈瘤のある血管に挿入します。カテーテルの先端には細い電熱線が巻かれており、この電熱線に高周波の電流を流すことで、血管を内側から焼きかためていきます。レーザー治療の場合は、レーザー光を照射しながら光ファイバーを少しずつ引き抜きますが、高周波治療では一度に７㎝ずつ焼くことができます。そのため、電流を流してはカテーテルを７㎝引き抜く、という作業をくり返すことになります。

治療の流れはレーザー治療とほぼ同じ

ふくらはぎの静脈瘤の場合、浮き出た血管を切除することや、治療後１カ月間は弾性ストッキングを着用することも、レーザー治療の場合と同様です。

レーザー治療と高周波治療の違い

レーザー治療と高周波治療の効果はほぼ同じなので、主治医と相談して治療法を選ぶとよい

レーザー治療

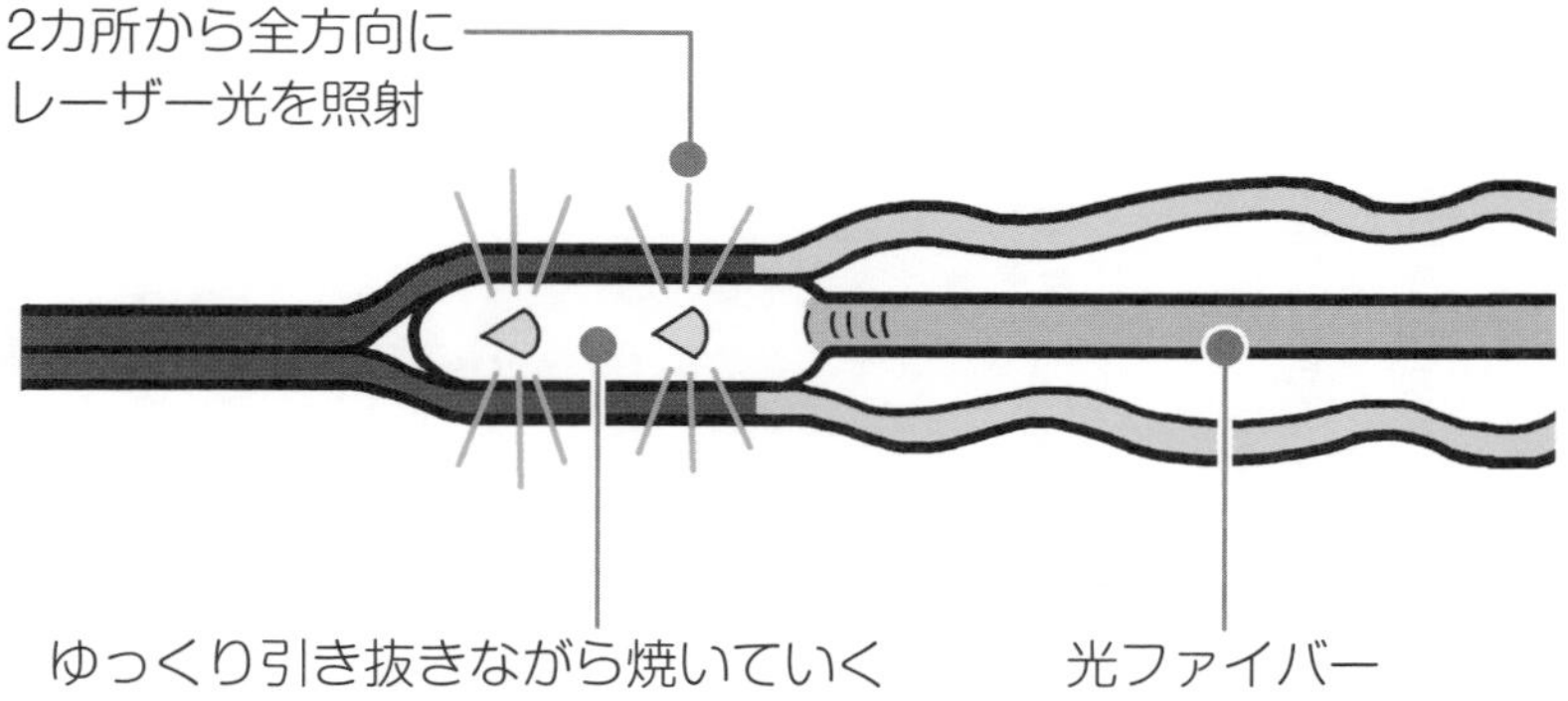
2カ所から全方向に
レーザー光を照射
ゆっくり引き抜きながら焼いていく
光ファイバー

高周波治療

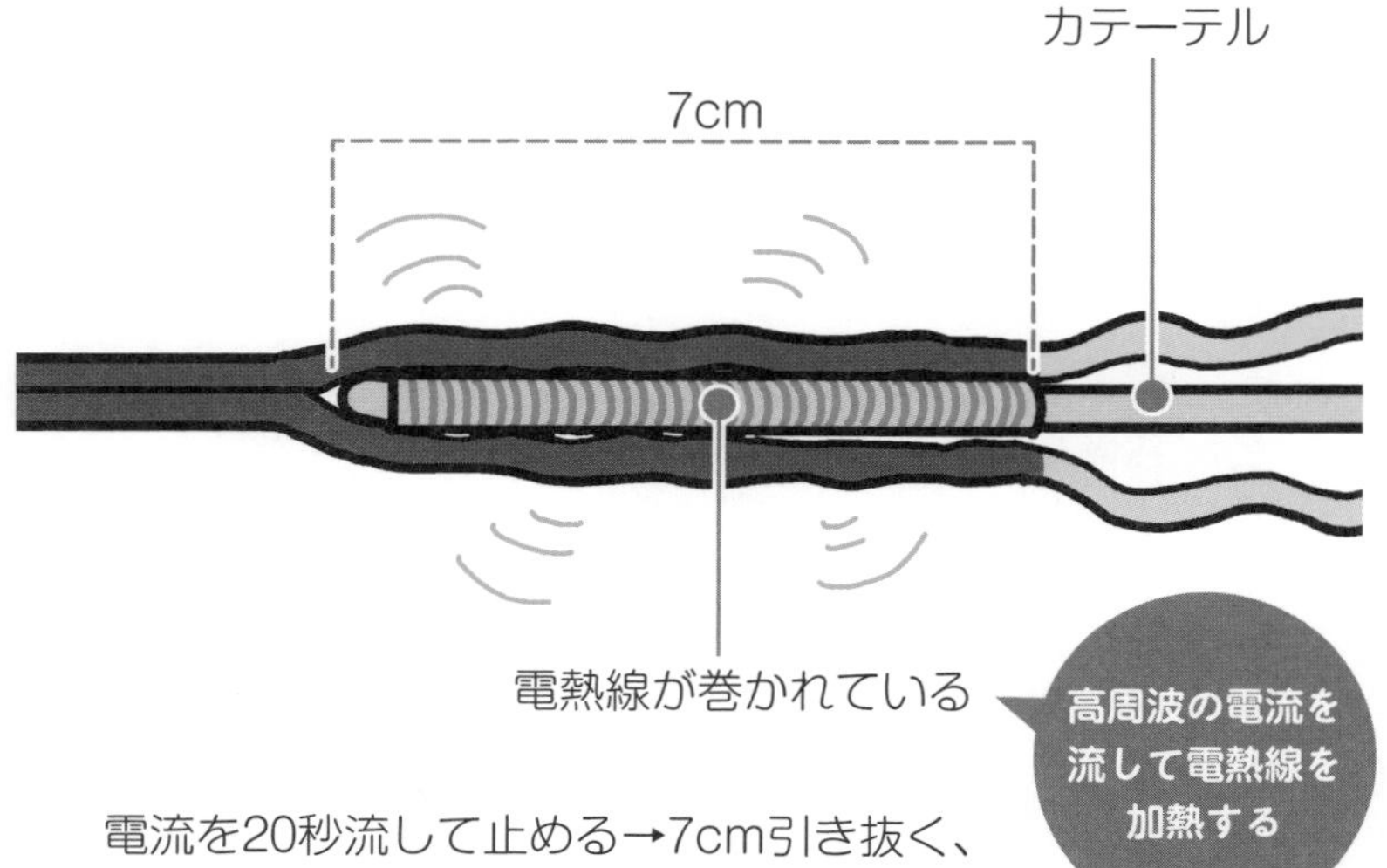
カテーテル
7cm
電熱線が巻かれている
高周波の電流を流して電熱線を加熱する
電流を20秒流して止める→7cm引き抜く、
という手順をくり返す

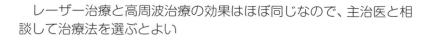

血管内治療③

ＮＴＮＴ治療（グルー治療）

ＮＴＮＴ治療とは、血管内治療のうち、熱を使わずに血管をふさぐ方法のことを言います。

ＮＴＮＴ治療の代表的なものが、「グルー治療」です。

まず、レーザー治療などと同様の方法で専用の細い管（カテーテル）を静脈瘤のある血管に挿入します。そしてカテーテルにつないだ注入器から、瞬間接着剤を注入して血管をふさぎます。

●血管を焼く治療にくらべて体への負担が小さい

グルー治療のいちばんのメリットは、体への負担が小さいことです。レーザー治療や高周波治療では、血管を焼く範囲に局所麻酔をする必要がありますが、グルー治療なら、カテーテルを挿入するポイントの局所麻酔だけですみます。また、術後に弾性ストッキングを履く必要もなく、治療後すぐに運動することも可能です。

グルー治療の基本

専用の器具につなげたカテーテルを挿入

↓

接着剤を注入

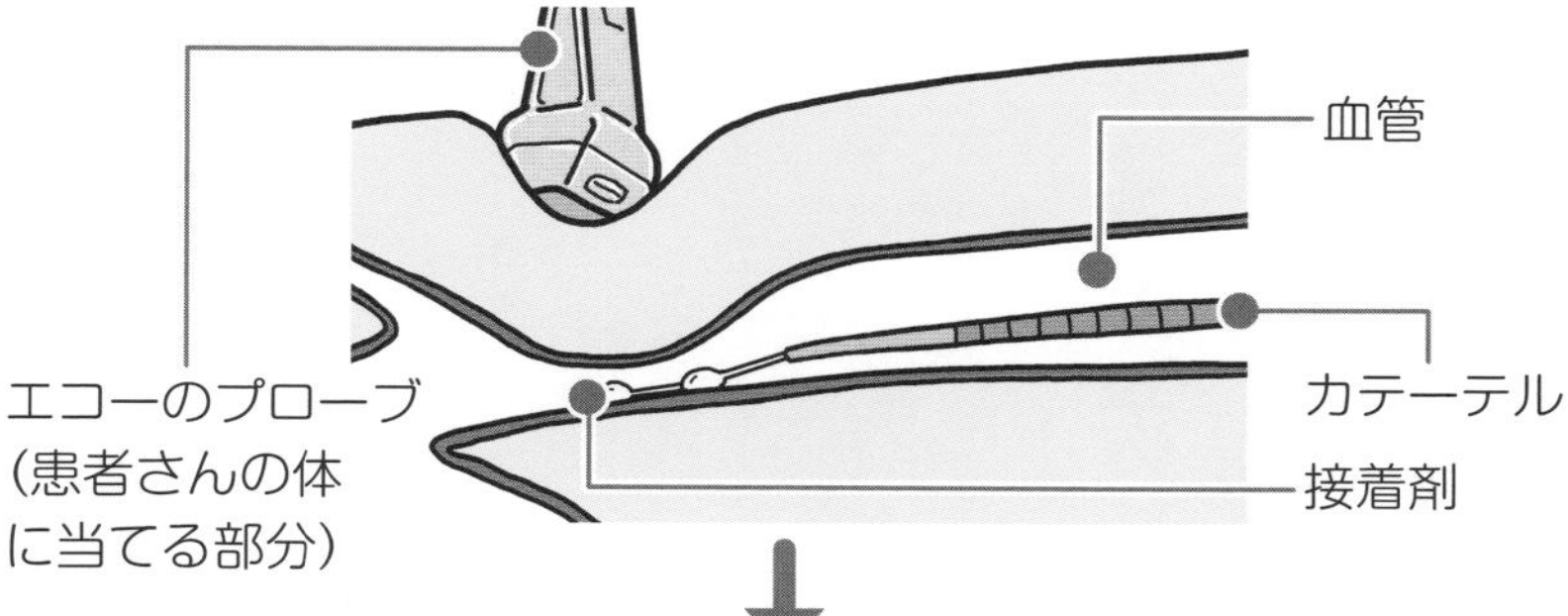
エコーのプローブ（患者さんの体に当てる部分）
血管
カテーテル
接着剤

↓

プローブと医師の手で3分間圧迫

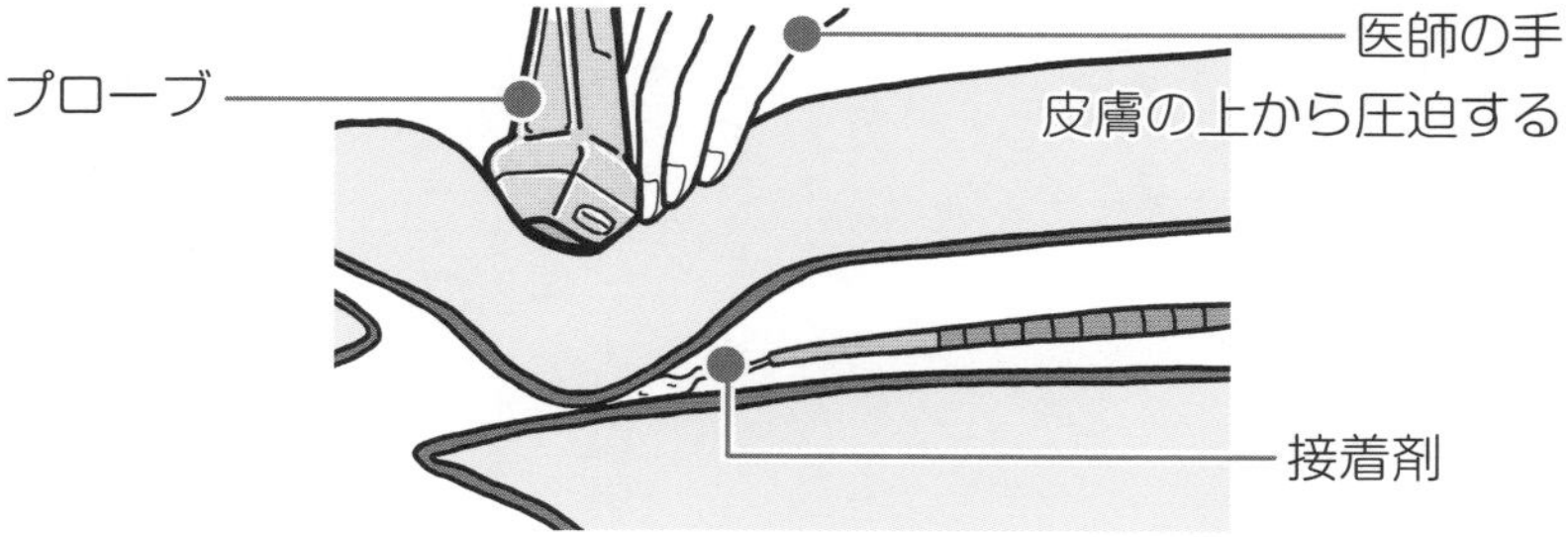
プローブ
医師の手
皮膚の上から圧迫する
接着剤

↓

一定の間隔で接着剤の注入→圧迫をくり返す

グルー治療のメリット
- 広範囲に局所麻酔をかけずにすむ
- 治療後に弾性ストッキングを着用しなくてよい
- 術後すぐに運動も可能

グルー療法は、2019年12月から健康保険が適用されています！

血管内治療で起こる可能性のある合併症

血管内治療は体への負担が小さく、合併症のリスクも低い治療法です。ごくまれに起こる深刻な合併症としては、「深部静脈血栓症《しんぶじょうみゃくけっせん》」が挙げられます。下肢静脈瘤ができるのは皮膚の表面近くにある表在静脈ですが、治療した静脈が合流する深部静脈（体の深い部分にある静脈）に血栓ができることがあるのです。この血栓が肺に飛んで「肺血栓塞栓症《はいけっせんそくせんしょう》（エコノミークラス症候群）」を起こす可能性もありますが、1千人～2千人にひとりの割合でしか起こらないまれなものです。

●グルー治療後の静脈炎は一過性のもの

グルー治療の場合、治療から1～2週間後に「静脈炎《じょうみゃくえん》」が見られることがあります。治療した部分の皮膚に赤みや腫れが見られ、痛みやかゆみを感じることもあります。体内に異物が入ったことが原因の一過性のものなので、薬を服用すれば1～2週間でおさまります。

血管内治療の合併症

レーザー治療＆高周波治療

深部静脈血栓症

体の深い部分にある静脈に血栓（血のかたまり）ができる。
発症した場合＝1～2週間の入院治療が必要
※その他　傷の化膿、皮下出血、リンパ瘻　など

まれに……

血栓が肺の血管をふさぐと、肺血栓塞栓症（エコノミークラス症候群）を起こす可能性もある。

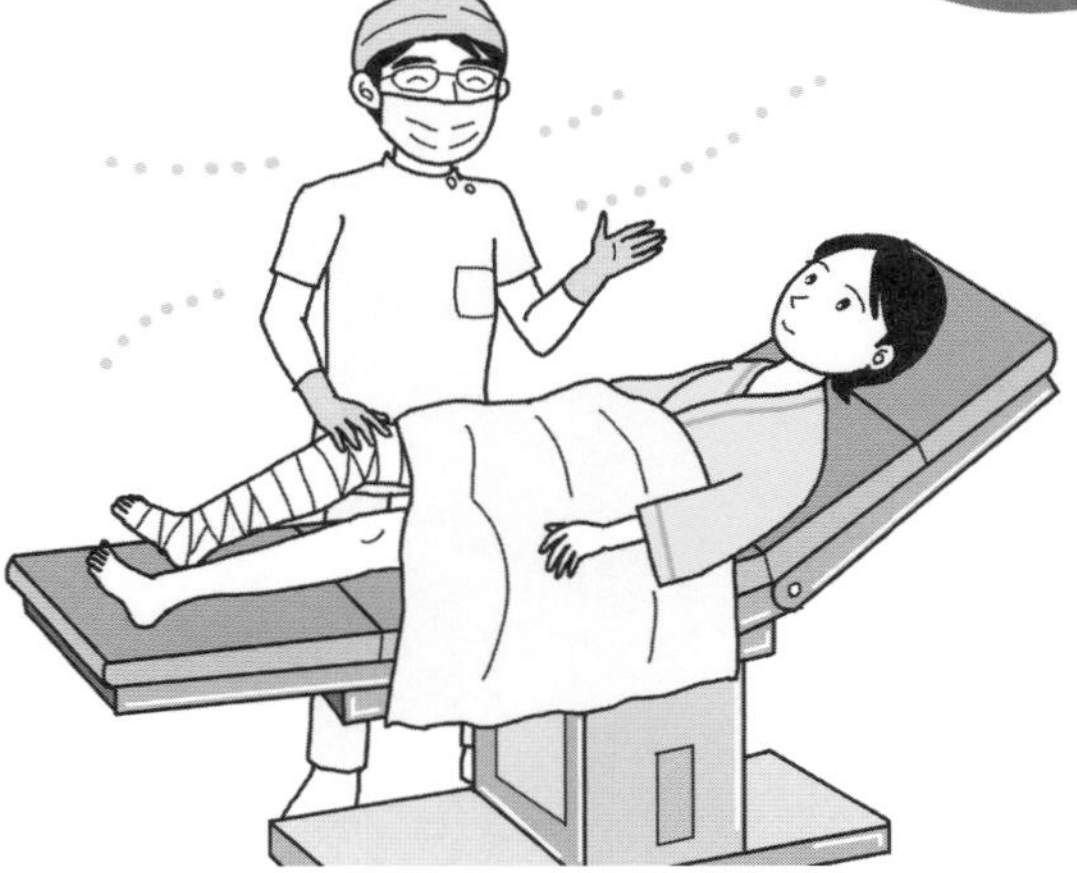

グルー治療

静脈炎

患部に赤みや腫れが見られ、痛みやかゆみを感じることもある。
発症した場合＝薬を服用すれば1～2週間でおさまる。

まれに……

遅延型アレルギーによって静脈炎を発症することもある。その場合、ステロイド剤の内服や注入したグルーの切除が必要になることも。

補助療法としても行われる硬化療法

「硬化療法」とは、血管内に薬剤を注入して血管をふさぐ治療法です。処置をした部分の血管がかたいしこりのようになることから、硬化療法と呼ばれています。おもに、網目状静脈瘤やクモの巣状静脈瘤、陰部静脈瘤といった軽症静脈瘤（20ページ参照）に対して行われます。このほか血管内治療後の補助療法や、手術後に再発した静脈瘤の治療として行われることもあります。

●静脈瘤がしこりとなり、消えていく

硬化療法は薬剤を注射器で注入するだけなので、血管内治療のように麻酔をかける必要はありません。体への負担が小さいので、高齢者や心臓疾患のある人にも適しています。治療後は静脈瘤がしこりになり、色素沈着が起こりますが、どちらも半年～1年程度で自然に治りますが、まれに残ることもあります。

硬化療法の基本

静脈瘤の部分に、薬剤を注射する

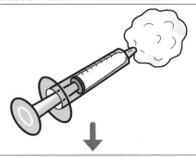

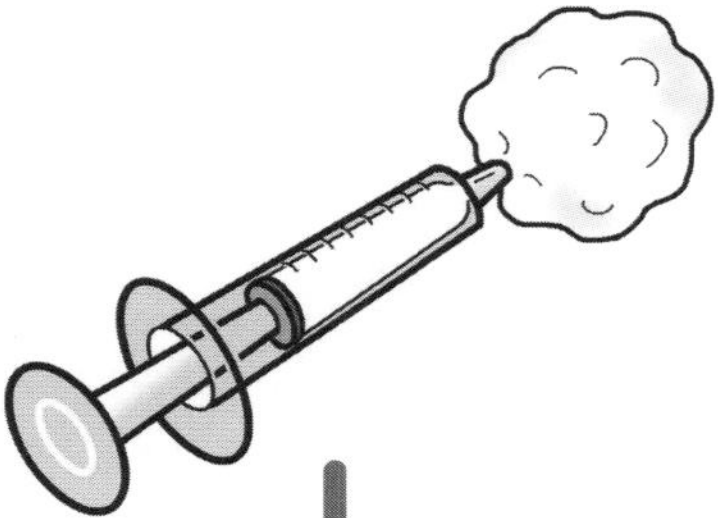

↓

患部を圧迫する

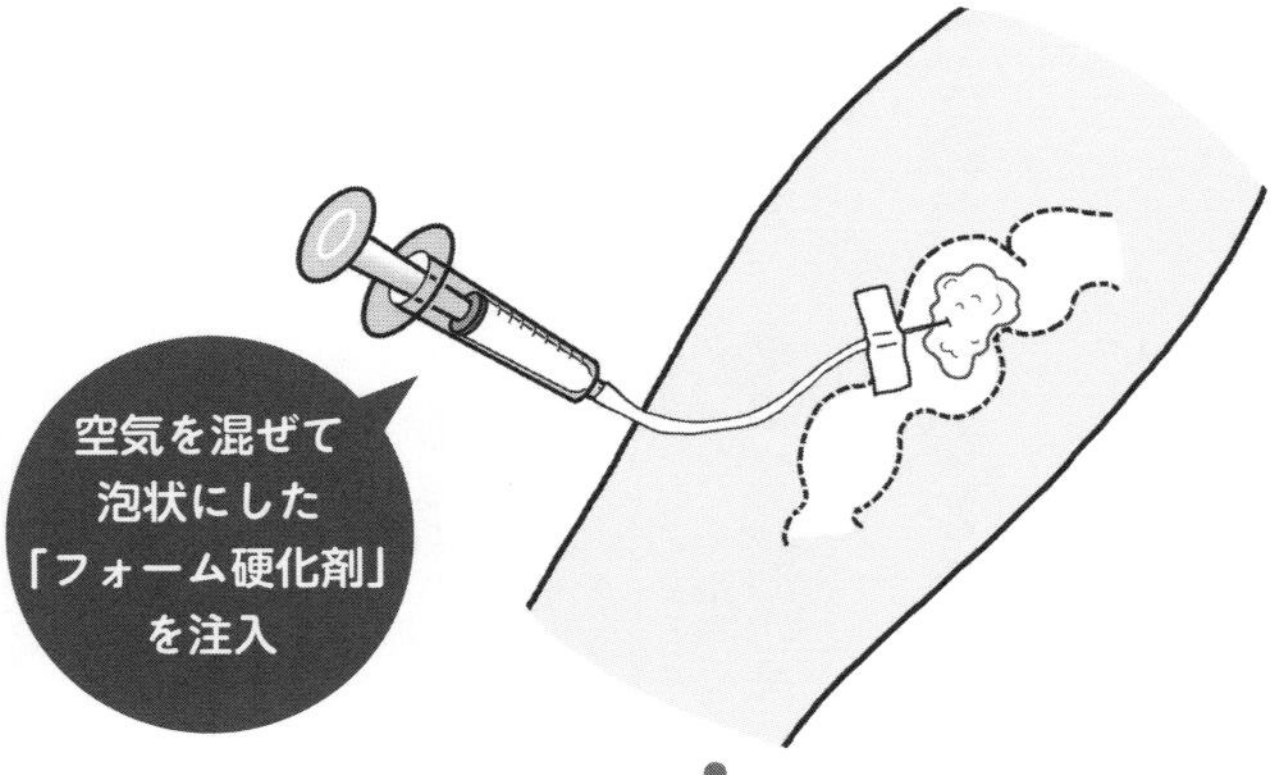
空気を混ぜて
泡状にした
「フォーム硬化剤」
を注入

↓

血液がかたまり、静脈がふさがる

硬化療法のデメリット

- 治療後、一時的に軽い痛みがある
- しこりや色素沈着が消えるまでに一定の時間がかかる
- 色素沈着は完全に消えないこともある

硬化療法のメリット

- 体への負担が小さい
- 短時間で治療が終わる
- 治療前後の生活の制限がない

硬化療法で起こる可能性のある合併症

硬化療法も、合併症が起こる確率が低い安全な治療法といえます。

治療直後には、急にせきが出る、目がチカチカする、目の前が暗くなる、などの症状が起こることがありますが、これは空気を含んだ薬剤が肺や脳の血管に流れ込むことが原因。通常は一時的なもので、足を高くして15分ほど安静にしていればおさまります。

しこりになった静脈瘤が腫れて痛むときは病院へ

静脈瘤が腫れて強く痛む場合は、「血栓性静脈炎《けっせんせいじょうみゃくえん》」が考えられるので、治療した病院を受診します。静脈の中にできた血栓によって炎症が起こるもので、強い痛みは1週間ほどでおさまりますが、炎症のあとが色素沈着を起こすこともあります。このほか、重篤な合併症として脳梗塞や深部静脈血栓症などがありますが、ごくまれにしか起こりません。

硬化療法の合併症

治療の直後

急にせきが出る

目がチカチカする

目の前が暗くなる

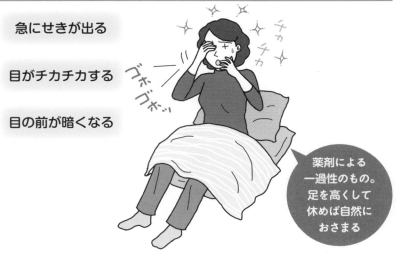

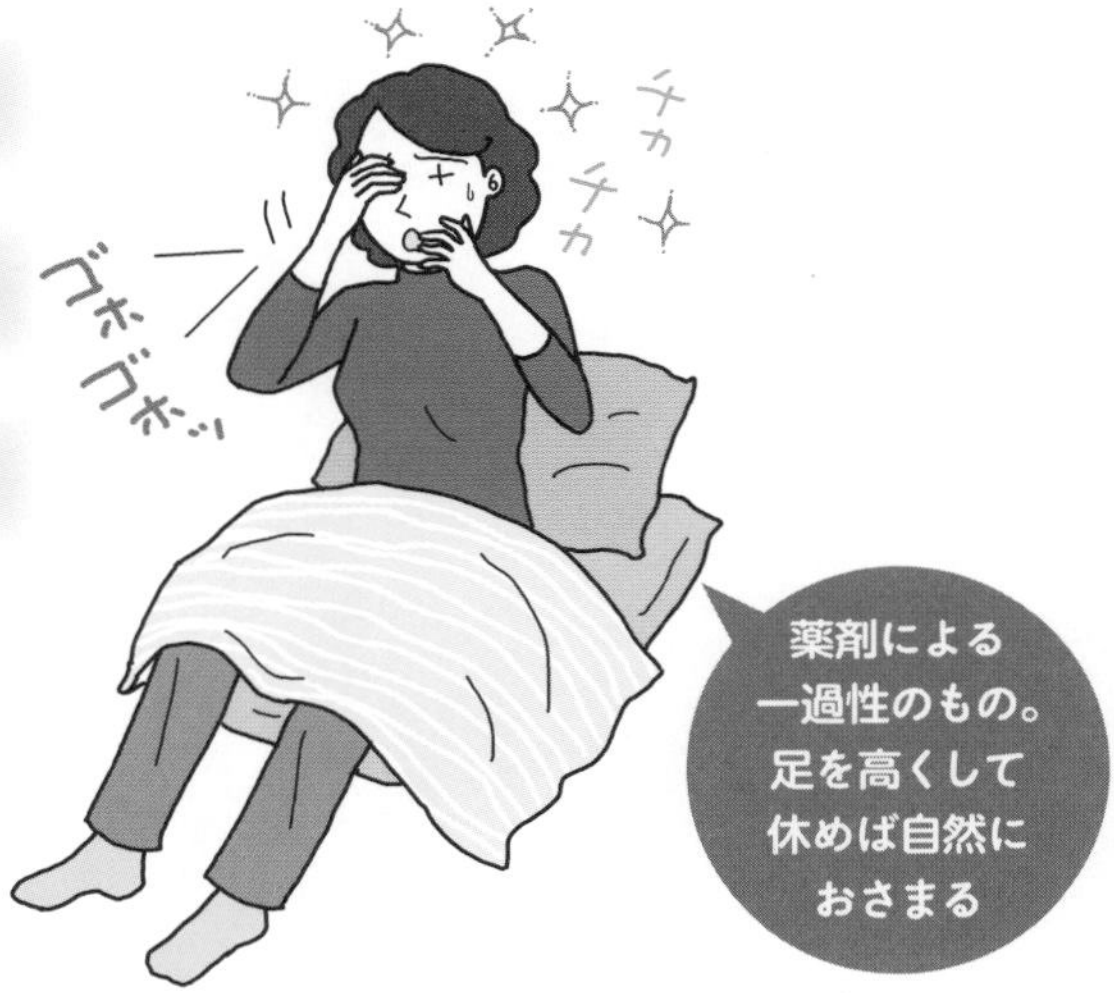
チカ
チカ
ゴホゴホッ
薬剤による
一過性のもの。
足を高くして
休めば自然に
おさまる

帰宅後

血栓性静脈炎

静脈内にできた血栓によって炎症が起こり、静脈瘤が腫れて痛む

↓

治療した病院に相談を！

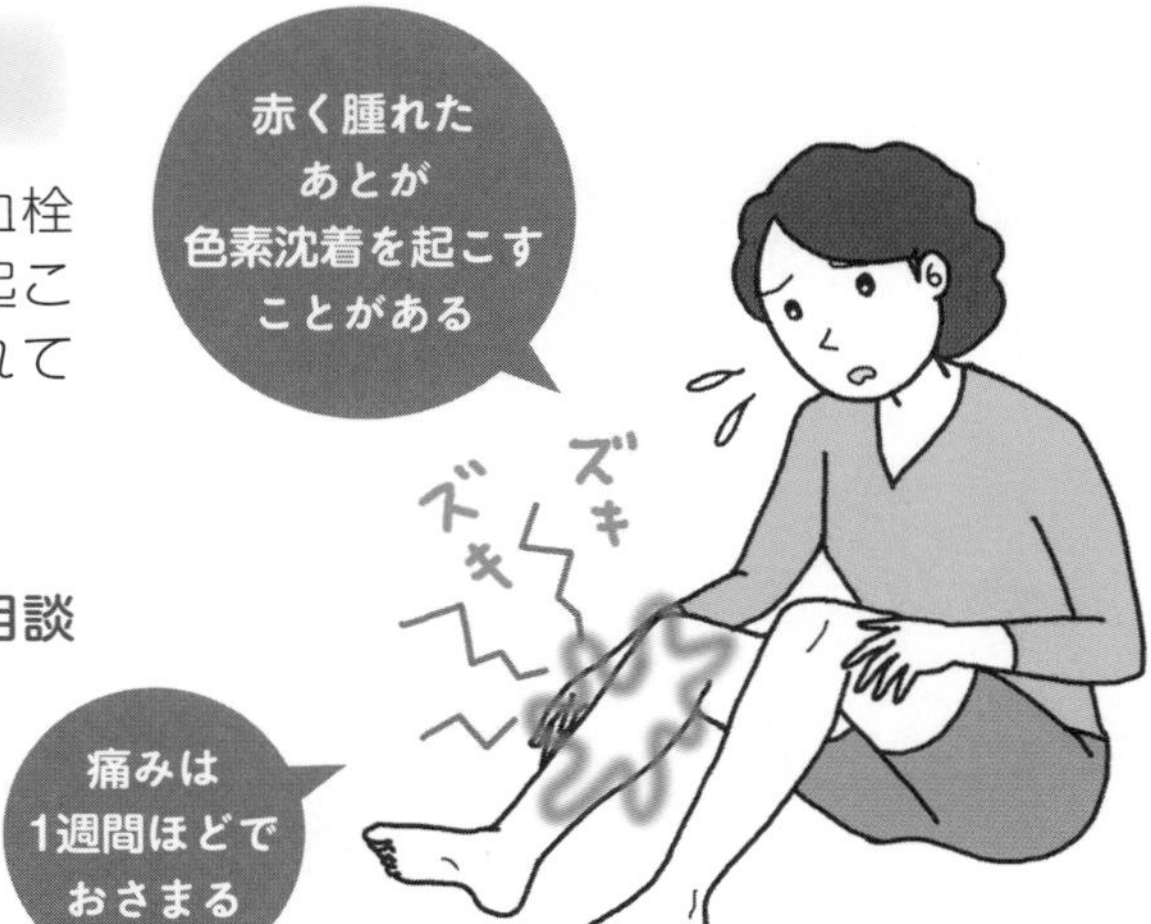
赤く腫れた
あとが
色素沈着を起こす
ことがある
ズキ
ズキ
痛みは
1週間ほどで
おさまる

※血栓が脳や肺の血管をふさぐと脳梗塞や肺血栓塞栓症（エコノミークラス症候群）を起こす可能性もあるが、発症はごくまれ。

血管内治療や硬化療法が難しい場合

血管内治療や硬化療法は、体への負担が小さい治療法です。ただし、こうした治療を受けることができなかったり、治療を行うまでに時間が必要だったりすることもあります。

●血管内治療などを受けられないケース

血管内治療や硬化療法を受けることができないのは、肺血栓塞栓症（エコノミークラス症候群）や深部静脈血栓症を発症したことがある人。治療後に新たな血栓ができる可能性が非常に高いためです。また、ホルモン剤やステロイド剤を服用していると血栓ができやすくなるため、内服を中止して1カ月以上たつまでは治療を行うことができません。また妊娠中の場合、治療は出産を終えるまで待つ必要があります。グルー治療に関しては、これらに加え、接着剤などのアレルギーがある人や化学物質過敏症の人なども治療の対象外になります。

血管内治療や硬化療法ができない例

血管内治療や硬化療法を受けるまでに時間がかかる人

・ホルモン剤やステロイド剤を服用している
→服用をやめて1カ月以上たつまでは治療を受けられない
・妊娠中の人
→出産を終えるまでは治療を受けられない

ステロイドを含む塗り薬を使っているだけなら、治療は可能

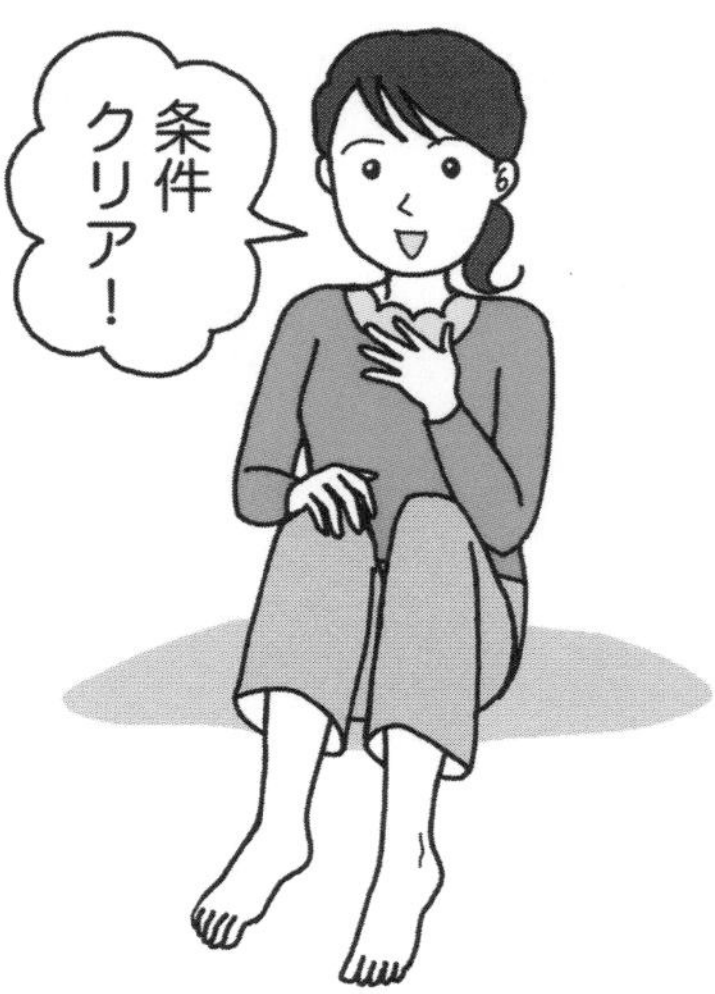

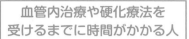

血管内治療や硬化療法を受けられない可能性がある人

・動脈硬化症で足の血流が悪くなっている
・寝たきりの状態である
・重症の感染症にかかっている

血管内治療や硬化療法を受けられない人

・肺血栓塞栓症（エコノミークラス症候群）を発症したことがある
・深部静脈血栓症を発症したことがある

↓ 血管内治療のうち

グルー治療を受けられない人

・接着剤やホルムアルデヒド（接着剤が分解されてできる物質）のアレルギーがある人

たとえば……
・まつ毛エクステンションの接着剤にアレルギー反応を起こしたことがある。
・シックハウス症候群や化学物質過敏症と診断されたことがある　など

手術①

働きの悪い血管を引き抜くストリッピング手術

下肢静脈瘤の治療法は血管内治療が主流になっていますが、手術が有効な場合もあります。ストリッピング手術とは、逆流防止弁がこわれた静脈をとり除く治療法です。まず足の付け根と、ひざまたは足首の2カ所を小さく切開し、静脈瘤がある血管に細いワイヤーを通します。切開した部位でワイヤーと血管を結び、ワイヤーごと静脈を引き抜きます。静脈瘤のある静脈をとり除いても他の血管が機能を補うため、血流に問題が起こることはありません。

●日帰り手術が可能な病院もある

以前は全身または下半身麻酔で行い、3日〜1週間の入院が必要でしたが、局所麻酔で日帰り治療が可能な病院も増えてきました。手術後5日〜1週間ほどは痛み止めを服用し、1カ月間は弾性ストッキングを履く必要があります。手術した部位の皮下出血は、3週間ほどで治ります。

ストリッピング手術の基本

足を2カ所（足の付け根＋ひざまたは足首）**小さく切開する**

↓

切開したところから、静脈瘤のある血管に専用のワイヤーを通す

↓

ワイヤーと血管を糸で結んで固定する

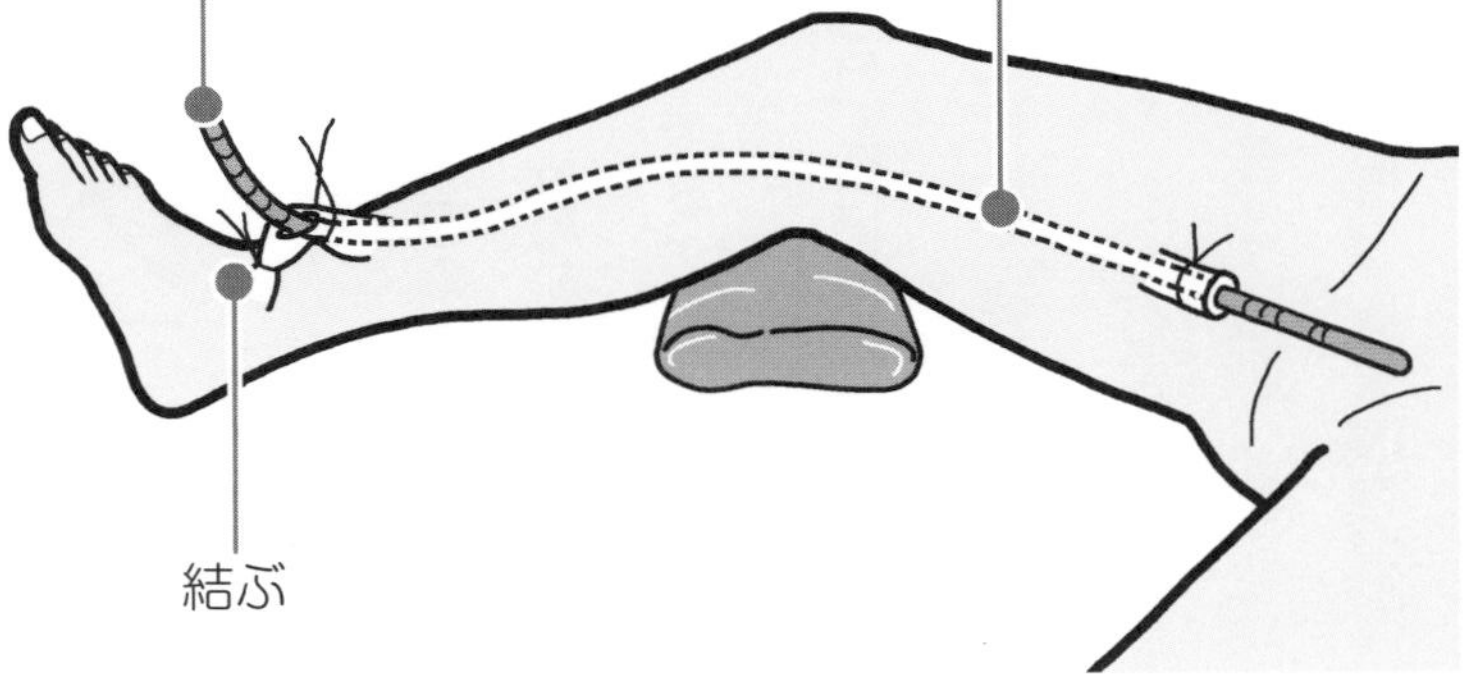

↓

ワイヤーごと血管を引き抜く

術後の経過

・麻酔の方法によって入院期間が異なる
・術後5日～1週間ほどは鎮痛剤を服用
・術後1カ月間は弾性ストッキングを履く
・治療した部位の皮下出血は3週間ほどで消える

手術②

高位結紮術とスタブ・アバルジョン法

手術には、足の付け根を切開して静脈瘤のある血管を糸でしばる「高《こう》位《い》結《けっ》紮《さつ》術《じゅつ》」という方法もあります。かつてはよく行われていましたが、再発が多いことがわかってきたため、最近ではほとんど行われなくなっています。

●血管内治療と組み合わせて行うスタブ・アバルジョン法

血管内治療（92ページ～参照）では血液の逆流を防ぐことはできても、すでにある静脈瘤を完全に消すことはできません。そのため、見た目が気になる場合には、血管内治療と同時に「スタブ・アバルジョン法」という手術を行うことがあります。この方法では、局所麻酔をかけて皮膚を1～3㎜ほど切開し、特殊な器具を使って静脈瘤を切除します。傷口が小さいので縫う必要がなく、治療後に傷あとが目立つこともありません。

ストリッピング手術以外の手術法

高位結紮術の基本

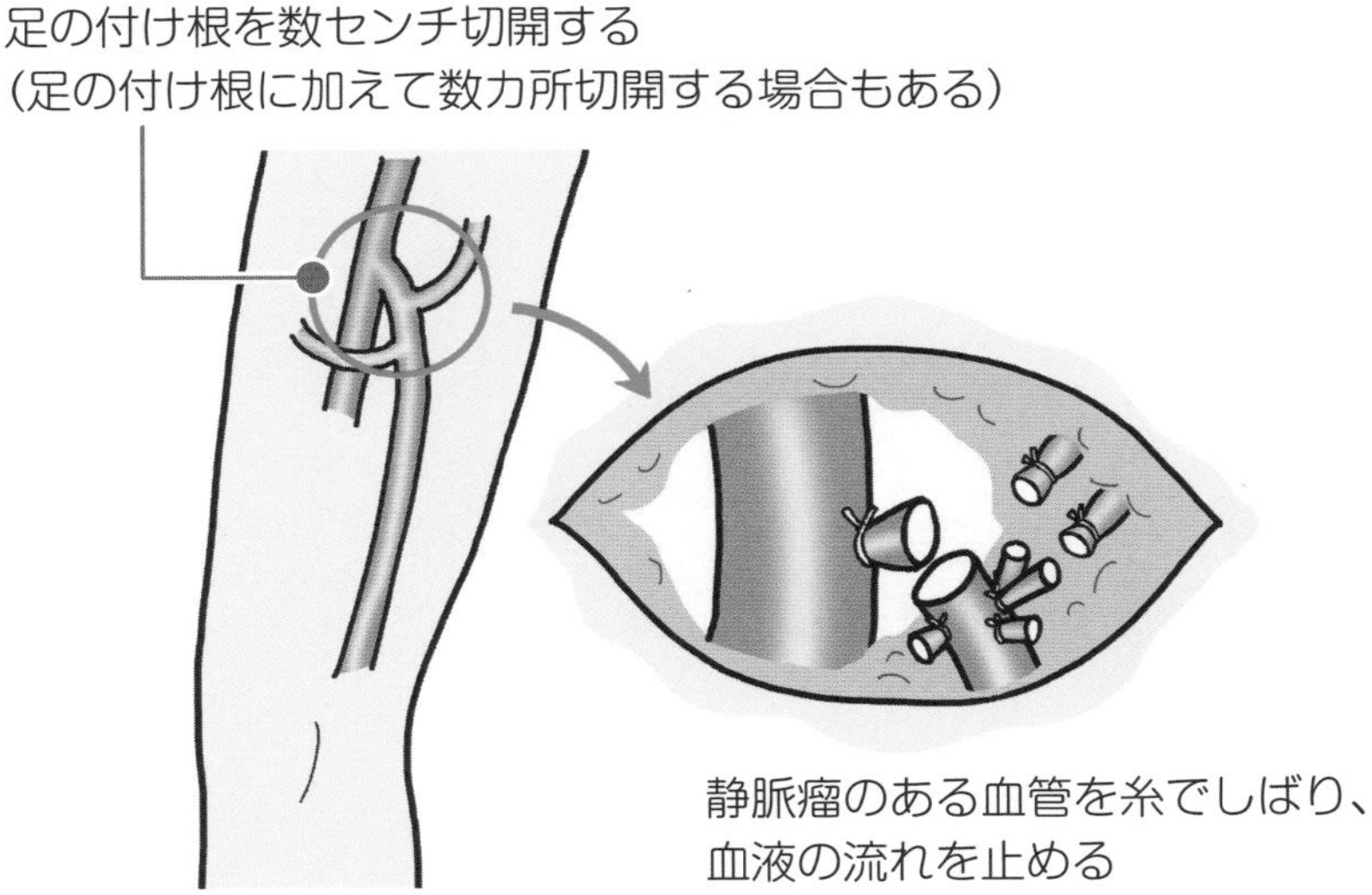
足の付け根を数センチ切開する
（足の付け根に加えて数カ所切開する場合もある）
静脈瘤のある血管を糸でしばり、
血液の流れを止める

スタブ・アバルジョン法

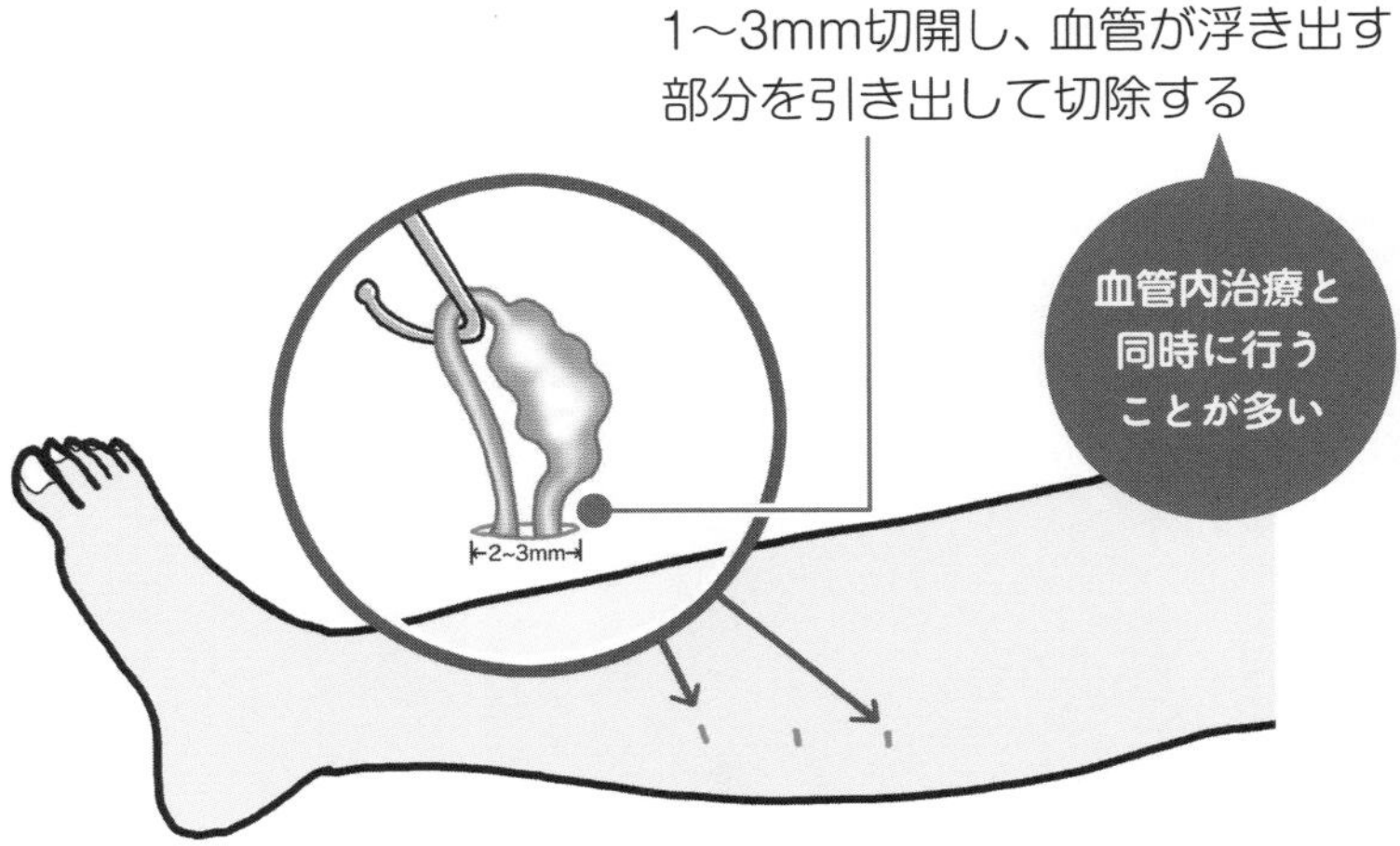
1〜3mm切開し、血管が浮き出す
部分を引き出して切除する
血管内治療と
同時に行う
ことが多い
2~3mm

縫合の必要がなく、傷あとが残りにくい

再発を防ぐヒント

下肢静脈瘤の発症や進行には、体質や生活習慣などがかかわっています。そのため、治療をしてもまた静脈瘤ができてしまうこともあります。再発した場合はエコー（超音波検査装置）で静脈瘤の状態を確認し、必要に応じて血管内治療や硬化療法を行います。軽症の場合はとくに治療をせず、経過を見ることもあります。下肢静脈瘤は、治せる病気。再発しても、何度でも治療することができます。

生活習慣を見直して再発を予防する

再発を防ぐためには、生活習慣を見直すことが有効です。仕事などで立ちっぱなしまたは座りっぱなしの時間が長いなら、こまめに足を動かす工夫を。運動不足や肥満も下肢静脈瘤の原因になるので、ウォーキングや軽い体操なども心がけましょう。

再発のパターンとその後の治療

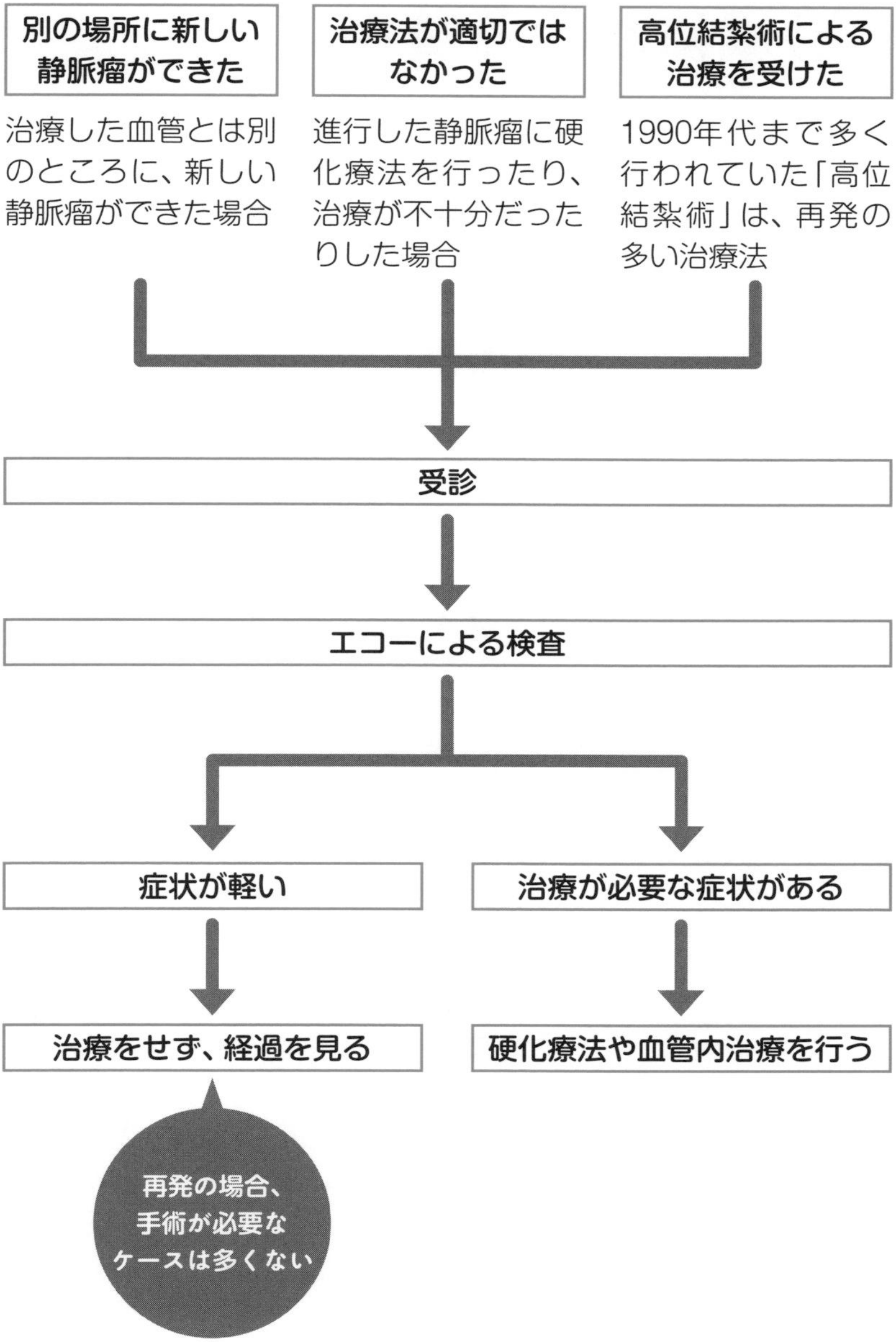
別の場所に新しい静脈瘤ができた
治療した血管とは別のところに、新しい静脈瘤ができた場合
治療法が適切ではなかった
進行した静脈瘤に硬化療法を行ったり、治療が不十分だったりした場合
高位結紮術による治療を受けた
1990年代まで多く行われていた「高位結紮術」は、再発の多い治療法
受診
エコーによる検査
症状が軽い
治療が必要な症状がある
治療をせず、経過を見る
硬化療法や血管内治療を行う
再発の場合、手術が必要なケースは多くない

column

治療にかかる費用

血管内治療（レーザー治療、高周波治療、グルー治療）、硬化療法、手術（ストリッピング手術、高位結紮術、スタブ・アバルジョン手術）は、すべて健康保険が適用されます。3割負担の場合、スタブ・アバルジョン手術を含めた日帰りレーザー治療・高周波治療が3万5,000円、グルー治療が4万5,000円、硬化療法が1回6,000円程度が目安になります。このほか、診察や手術前後の検査費用が1万〜1万5,000円ほどかかります。

●診察・治療費用

診察内容	3割負担の場合	1割負担の場合
初診時 （初診料＋超音波検査）	約2,700円	約900円
硬化療法	約6,000円	約1,900円
抜去切除術 レーザー治療 ラジオ波治療	約3万5,000円	約1万2,000円
グルー治療（片足）	約4万5,000円	約1万5,000円
グルー治療（両足）	約8万7,000円	約2万9,000円

お茶の水血管外科クリニック例(2020年11月30日)
・標準的な治療を行った場合のおおよその自己負担額となります。
・グルー治療はベナシールによる保険診療です。
・入院で行った場合や麻酔の方法の違いによっても費用が異なります。

第5章

日帰りでできる治療

受診のタイミング

下肢静脈瘤は、命にかかわる病気ではありません。そのため、「一日でも早く」と受診を焦らなくても大丈夫。ただし、様子を見ていても自然に治ることはありません。

多くの場合、むくみやだるさといった不快な症状や見た目が気になることが受診のきっかけになるようです。

●治療法について医師と相談しておくと安心

気になる症状があるなら、一度は専門医を受診するとよいでしょう。下肢静脈瘤の場合、「受診＝治療のスタート」とは限りません。軽症なら、治療をせずに経過観察をするという選択肢もあります。気になる症状が下肢静脈瘤であること確認し、進行度や治療法などを正しく知っておくことは、不安を解消するためにも大切です。

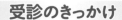

受診のきっかけ

見た目が気になる

血管のふくらみや、血管が透けて見えることが気になる場合

不快な症状がある

むくみやだるさ、足がつるなどの症状が気になる場合

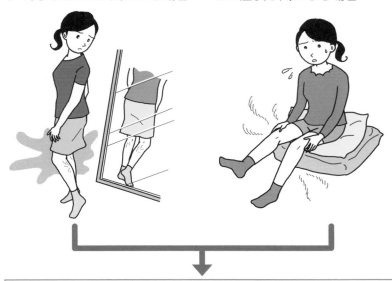

気になることがあるなら受診を！

不快な症状が、下肢静脈瘤以外の原因で起こっている可能性もある。

「もう手遅れなのでは」と心配しなくても大丈夫。

「軽症なのに受診していいのか」などと迷う必要はない！

受診のメリット

・気になる症状が下肢静脈瘤であると確信できる。
・自分の症状について、タイプや進行度がわかる。
・治療法について知り、自分に合うものを選択することができる。

病院での診察と検査

病院では、最初に問診や視診、触診などが行われます。問診の際は、気になっている症状や日頃の生活の様子などに加え、自分が治療に望むことも伝えます。下肢静脈瘤は命にかかわる病気ではないため、治療方針にはさまざまな選択肢があります。患者さんの希望によって、医師が提案する方針もかわってきます。

エコーで症状をくわしく調べる

診察の後、下肢静脈瘤の状態を正しく知るために「エコー（超音波検査装置）」による検査を行います。検査の際は、足に検査用ゼリーを塗り、立ったまま体の表面からプローブを当てていきます。医師や検査技師がモニターに映し出される画像を見て、血管の状態や血液の流れを確認します。痛みなどはまったくなく、診察を含めて1時間ほどで終了します。

受診した際の流れ

問診

・気になっている症状
・普段の生活の様子
・治療に関する希望

↓

視診＆触診

必ず立った姿勢で行う。

・むくみの有無
・皮膚表面の状態
・皮膚のかたさ
・皮膚の熱感
・押したときの痛みの有無　など

↓

検査

エコーによる検査で、静脈瘤の場所や状態、逆流防止弁がこわれているところなどを調べる。

エコーによる検査の方法

①足に検査用のゼリーを塗る。
②検査装置のプローブを足に当て、表面をすべらせるように動かしていく
③ゼリーを拭き取って終了

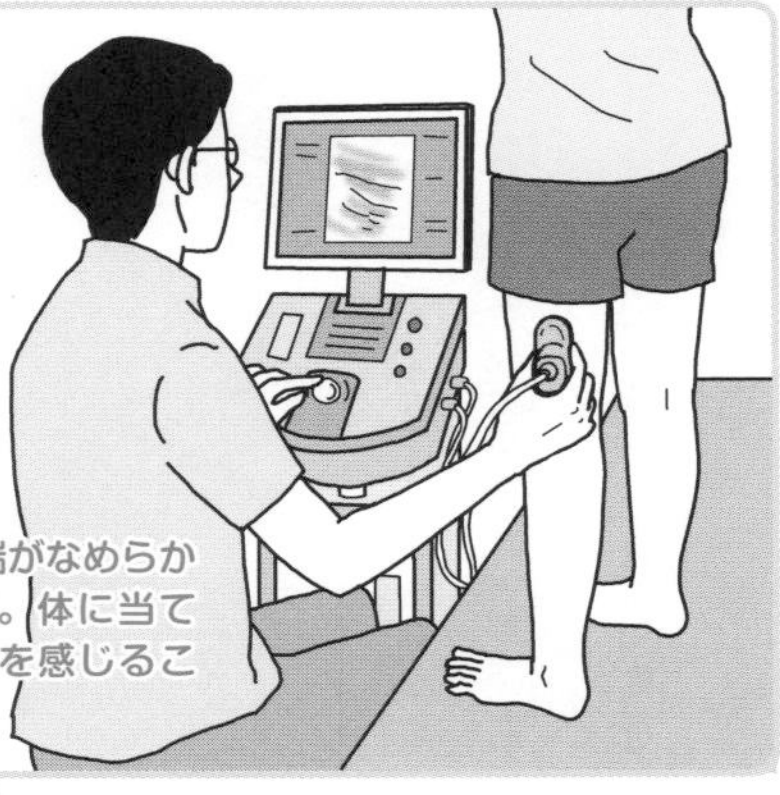

プローブは、先端がなめらかでたいらな部品。体に当てても痛みや刺激を感じることはない。

超音波を利用した検査法なので、体に負担がかからない。

↓

診断

↓

治療方針の相談

本人の希望を踏まえて、症状にあった治療法が提案される。

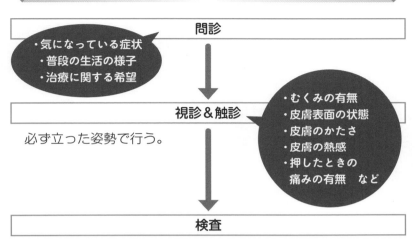

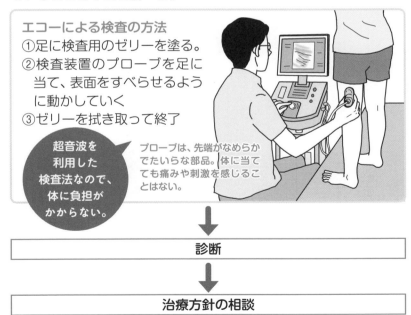

血管内治療のスケジュール

血管内治療を行う場合、治療前に術前検査が必要です。検査内容は、血液検査と心電図。検査の後、治療当日の説明が行われます。治療を受ける病院が遠方の場合、術前検査は通いやすい病院で受けることもできます。

●治療の所要時間は30～40分

血管内治療は、日帰りで行われます。血管内治療と同時に、浮き出した静脈瘤をとり除く処置（110ページ参照）をしても30～40分で終了します。治療直後から普通に歩くことができるので、電車やバスなどを利用して帰宅することができます（車の運転はできない）。

レーザー治療や高周波治療の場合は翌日、グルー治療の場合は1週間後に診察を受け、術後の状態をチェック。治療から1年間は医師の指示に従って定期的に通院し、経過を観察します。

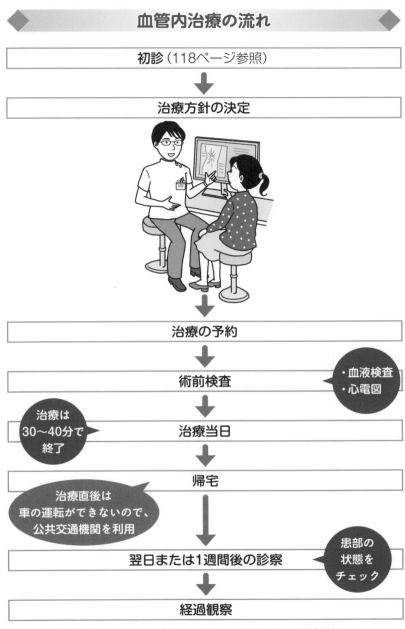

血管内治療の流れ

初診（118ページ参照）

↓

治療方針の決定

↓

治療の予約

↓

術前検査

・血液検査
・心電図

↓

治療当日

治療は30〜40分で終了

↓

帰宅

治療直後は車の運転ができないので、公共交通機関を利用

↓

翌日または1週間後の診察

患部の状態をチェック

↓

経過観察

治療後1年間は、医師の指示に従って通院するのが理想

治療当日の流れ

治療当日は体温測定や問診などの後、点滴を開始。点滴を始めてから数分で、少し眠くなります。治療する部位を確認して印をつけ、皮膚表面に局所麻酔をしてから静脈に細い管（カテーテル）を入れ、静脈の周りに局所麻酔をします。そのうえで光ファイバーを入れ、レーザーを照射しながら5分ほどかけて引き抜いていきます。静脈瘤を切除する場合（110ページ参照）は、続けて処置を行います。治療後は弾性包帯を巻き、その上から弾性ストッキングを履きます。

●血管内治療の流れはほぼ同じ

高周波治療やグルー治療も、流れはほぼ同じです。グルー治療の場合は、接着剤を注入した後、エコーのプローブと医師の手で数分間圧迫します。また、治療後に包帯を巻いたりストッキングを履いたりする必要はありません。

血管内治療の流れ（レーザー治療の場合）

来院

・手術着への着替え
・体温測定
・問診　など

↓

手術室へ移動

・点滴を開始
・治療する部位を確認し、マジックで印をつける

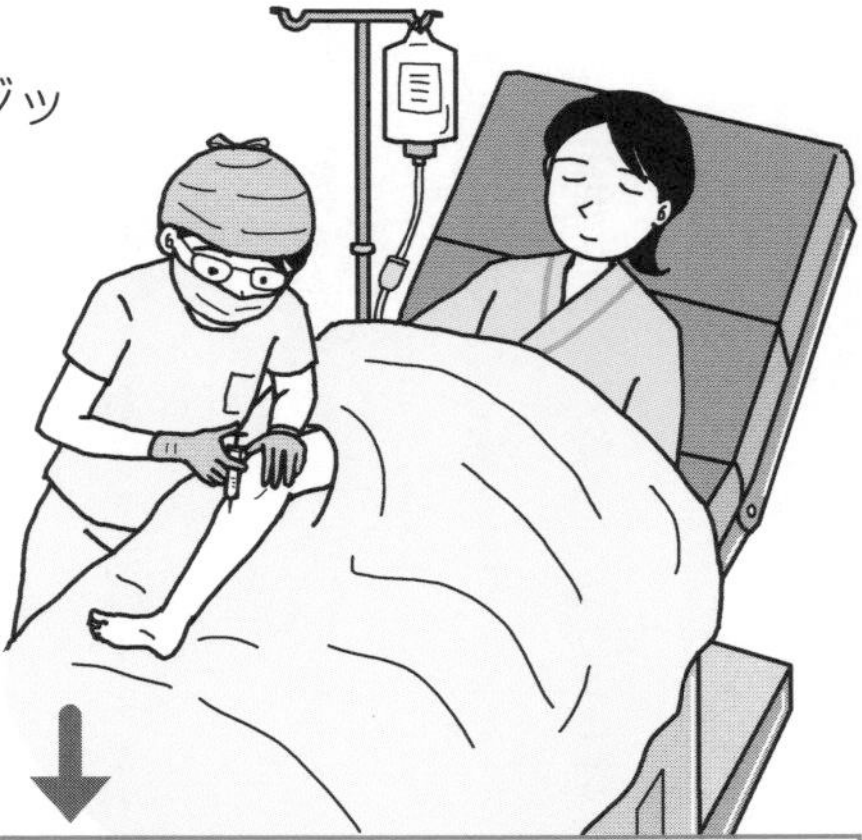

↓

治療開始

・皮膚表面に局所麻酔・エコー（超音波検査装置）で確認しながら静脈にカテーテルを入れる
・静脈の周りに局所麻酔をかける
・静脈に光ファイバーを入れ、照射しながらゆっくり引き抜く

↓

静脈瘤を切除する場合

スタブ・アバルジョン法で静脈瘤を切除する。

↓

治療後の処置

弾性包帯を巻き、上から弾性ストッキングを履く。

血管内治療後の経過

血管内治療の場合、治療後はすぐ普通に歩くことができます。レーザー治療や高周波治療後は弾性包帯を巻いてストッキングを履いているため、多少動かしにくさを感じるかもしれませんが、ほぼ普段どおりに過ごすことができます。グルー治療の場合、カテーテルを入れた部位に絆創膏を貼るだけなので、当日から運動することも可能です。

●不快な症状は徐々に改善されていく

血管内治療と同時に静脈瘤を切除する手術を行わなかった場合、血管のふくらみなどは治療後から数カ月かけて少しずつ目立たなくなっていきます。ただし、切除したときのように完全になくなるわけではありません。治療の際の傷などの違和感は1カ月ほど、むくみや皮膚炎など静脈瘤に伴う不快な症状は3カ月ほどでなくなります。

血管内治療後にできることの目安

	レーザー治療 ＆高周波治療	グルー治療
デスクワーク	翌日から	治療当日から
肉体労働や立ち仕事	3日後から	治療当日から
シャワー	2日後から	治療当日から
入浴	5日後から	翌日から
温泉やプール	7～10日後から	翌日から
車の運転	翌日包帯がとれたら	治療当日から
自転車に乗る	1週間後から	治療当日から
スポーツ	2週間後から	治療当日から
長時間の正座	1カ月後から	治療当日から
弾性ストッキングの着用	1カ月後まで	不要

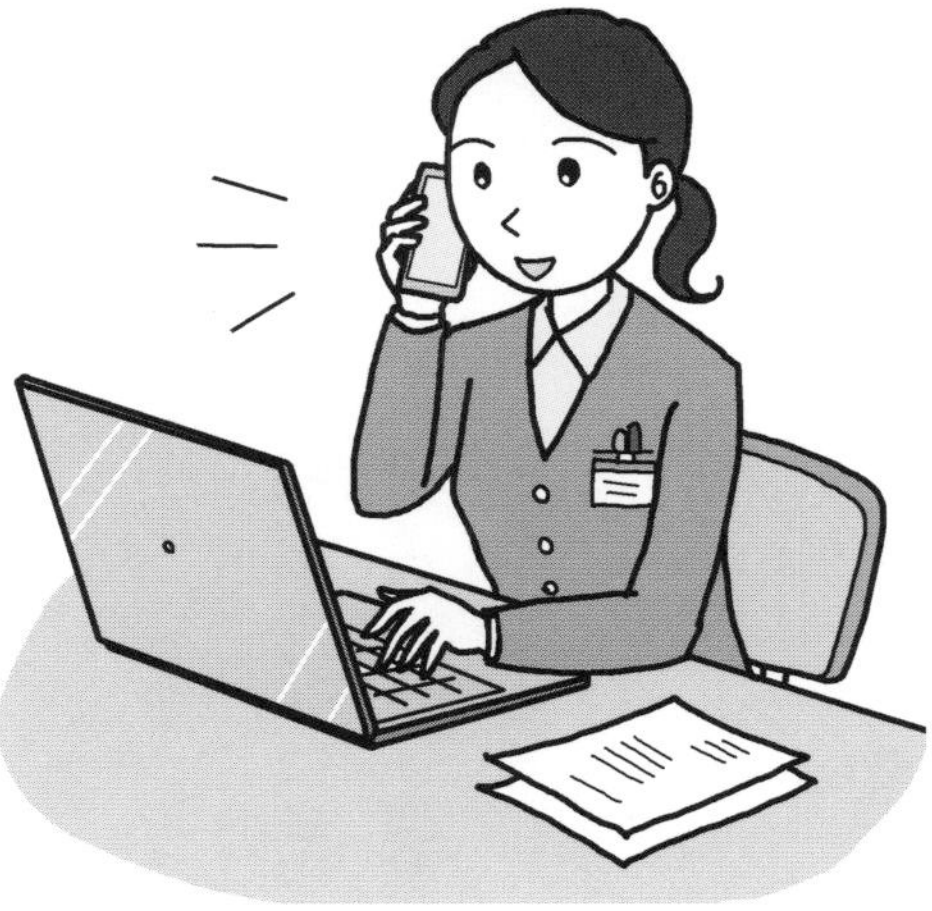

硬化療法の流れと治療後の経過

硬化療法では、下肢静脈瘤の3～4カ所に注射針を刺し、硬化剤を注入します。その後、スポンジやガーゼを丸めたもの（枕子《ちんし》）を静脈に沿って当て、その上から包帯または弾性ストッキングで圧迫します。治療は外来で10分ほどで終了します。治療後3日間は入浴、飲酒、激しい運動ができません。ただし、弾性ストッキングは、治療後3～4週間着用する必要があります。

●静脈瘤がしこりになってから吸収されていく

治療後5～7日ほどで薬剤を入れた部分が軽く痛みはじめ、患部が徐々にかたくなっていきます。同時に、静脈に沿って色素沈着も起こります。治療後1カ月ほどたつと静脈瘤が盛り上がり、押すと痛みを感じるかたいしこりになります。しこりは半年ほどで吸収されて小さくなり、消えていきます。色素沈着は、1～2年で消えることがほとんどです。

硬化療法の基本

静脈瘤のある血管に
3〜4カ所注射針を刺す。

↓

空気と混ぜて泡状にした
硬化剤を注入する。

↓

スポンジやガーゼを丸めたものを
静脈に沿って当て、包帯または
弾性ストッキングで圧迫する。

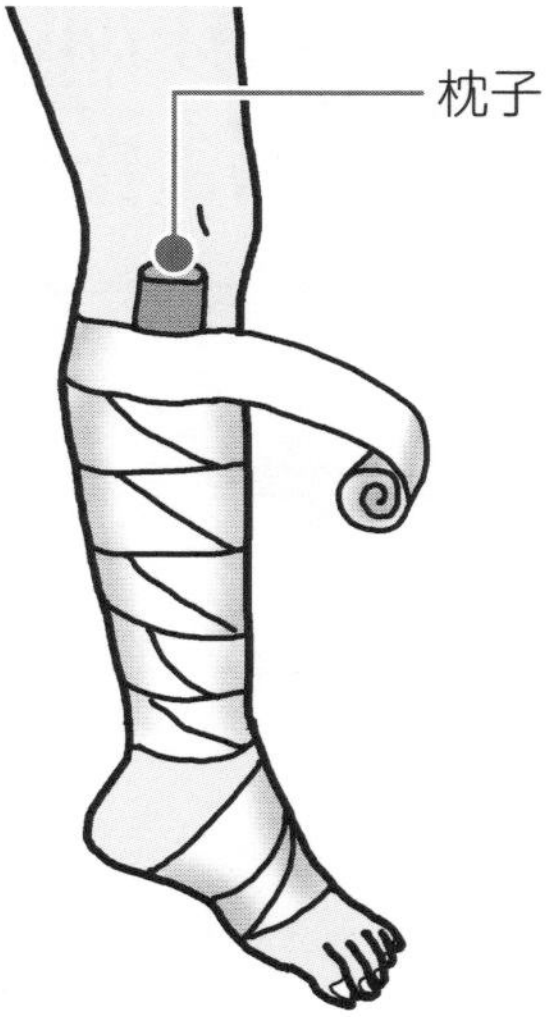

治療後の経過

治療当日	患部が皮下出血を起こし、赤黒くなる
2日後	患部に当てていたスポンジやガーゼをとる
5〜7日後	血管に軽い痛みを感じるようになる 血管がかたくなりはじめる 血管にそって色素沈着が起こる
1カ月	静脈瘤が以前より盛り上がり、しこりになる 押すと痛みを感じる
6カ月	しこりが小さくなり、消える
1〜2年	色素沈着が消える

（治療当日〜5〜7日後）3〜4週間は弾性ストッキングの着用が必要

※色素沈着は、うっすらと残る場合もある。

column

下肢静脈瘤による潰瘍は治らない？

下肢静脈瘤による「うっ滞性潰瘍」は、皮膚科で治療を受けただけでは完治しません。まずは、原因となっている下肢静脈瘤を治療することが第一です。その後はシャワーで患部を清潔にし、包帯と弾性ストッキングで強く圧迫します。消毒や塗り薬は必要ありません。適切なケアをすれば、重症の潰瘍であっても必ず治ります。

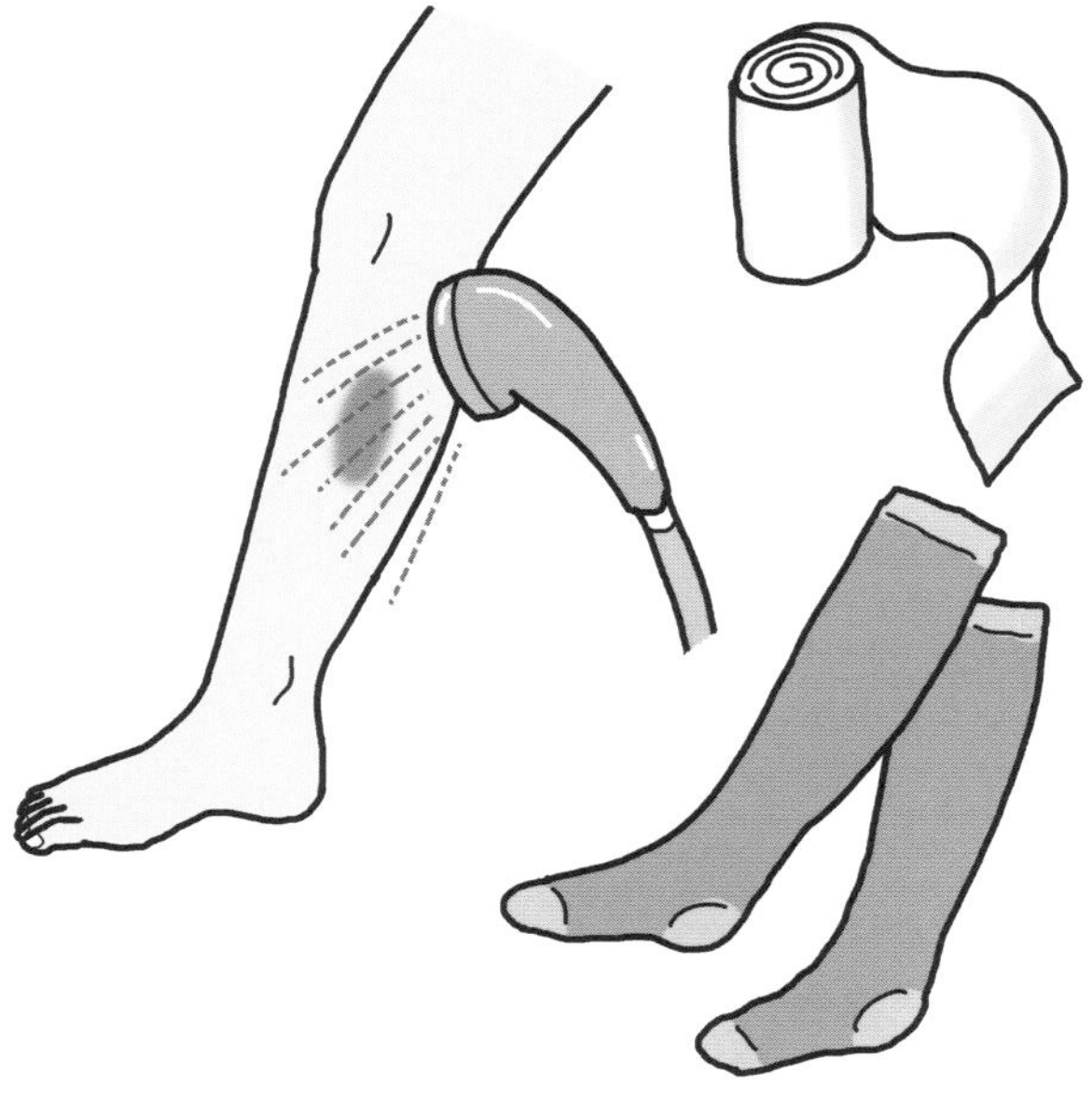

第6章

病院選びに迷ったら

「下肢静脈瘤専門医」はいない

医師の肩書きに、「○○科専門医」というものがあります。専門医とは、各学会が定める治療や研究の実績をはじめとする基準によって認定される公式な資格です。ただし、下肢静脈瘤の分野においては、専門医の認定が行われていません。そのため、仮に治療経験が豊富であっても、「下肢静脈瘤専門医」を名乗ることはできません。

「実施医」「指導医」は存在する

病院を紹介するサイトなどで見かける「下肢静脈瘤血管内治療実施医」「下肢静脈瘤血管内治療指導医」は、下肢静脈瘤血管内治療実施・管理委員会によって認定された正式な資格です。「実施医」の資格は、血管内治療を行うために最低限必要なもの。「指導医」は、血管内治療の経験が20例以上ある医師だけが取得できる資格です。

下肢静脈瘤の治療にかかわる資格

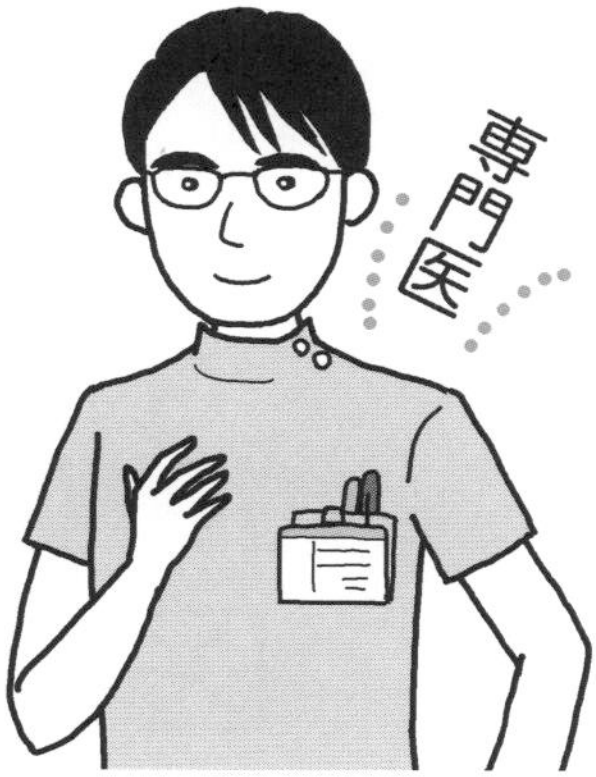

専門医とは……

各学会によって、専門的な知識と豊富な治療経験をもつことを認められた医師のこと。

学会が設定する厳しい基準を満たしていることが条件。

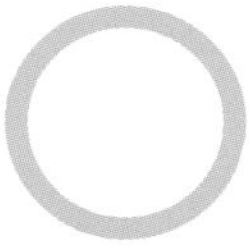

内科専門医（総合内科専門医）

→日本内科学会が認定

外科専門医

→日本外科学会が認定

下肢静脈瘤血管内治療（血管内焼灼術）実施医

→血管内治療を行うために必要な資格

下肢静脈瘤血管内治療（血管内焼灼術）指導医

→血管内治療を20例以上治療した医師が取得可能な資格

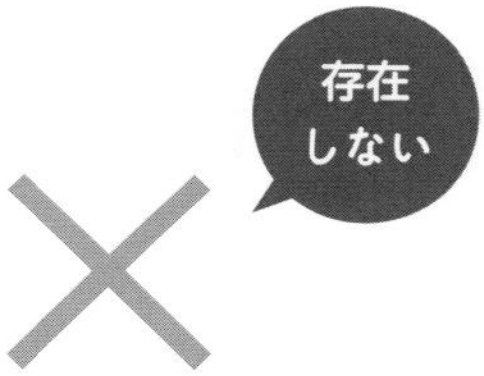

下肢静脈瘤専門医

→病院のサイトや広告などで「下肢静脈瘤専門医」を名乗ることはできない

医師の肩書としてではなく、
「下肢静脈瘤専門」
「下肢静脈瘤専門クリニック」
等の表現はOK

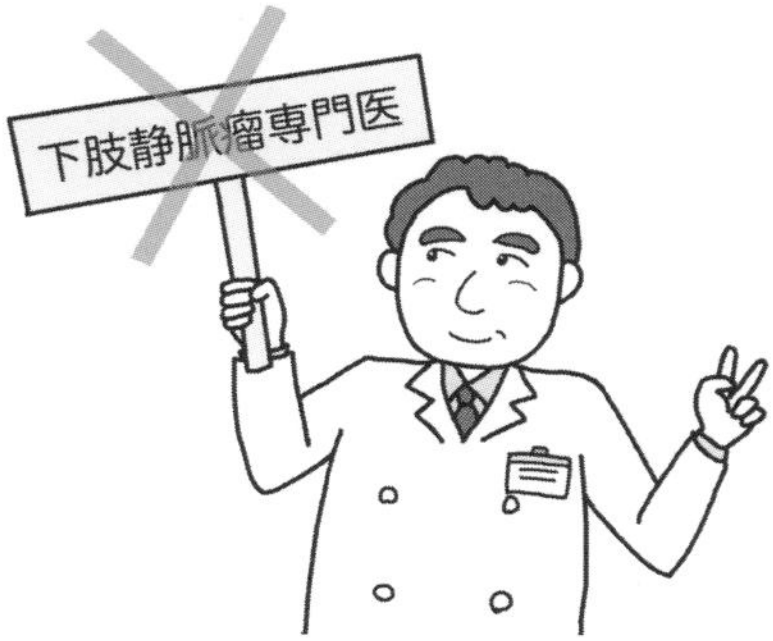

受診先に迷ったら かかりつけ医に相談を

下肢静脈瘤は、血管の病気。診療科としては「血管外科」を選ぶのが基本です。ただし実際には、皮膚科や形成外科、放射線科、美容外科などでも診察や治療が行われています。また、「〇〇下肢静脈瘤クリニック」のように専門性を打ち出している病院もあります。

●かかりつけの医師にアドバイスを求める

受診先選びに迷ったとき、信頼できるのは知人からのクチコミとかかりつけ医の意見です。実際に受診した人から診察や治療の様子を聞くことは、とても参考になります。ただし、治療に求めることや医師との相性などは人それぞれなので、あくまで個人の感想として聞くことが大切です。

かかりつけ医がいる場合は、その医師にアドバイスを求めてみましょう。医師は患者さん経由の情報をもっているため、地元で評判のよい病院を紹介してもらえることが多いのです。

受診先の選び方

かかりつけ医に相談

専門外であっても、地元の病院などの評判は耳に入っているはず

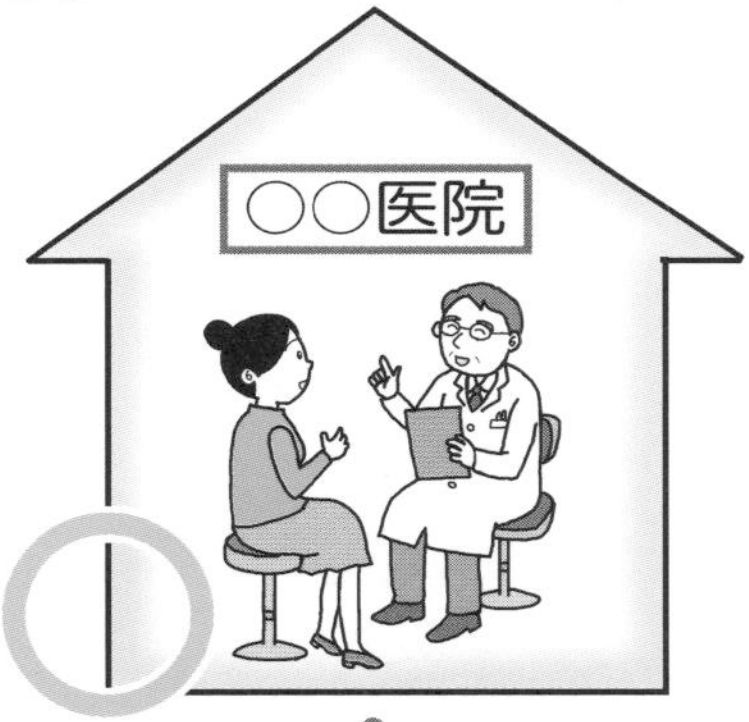

医師がよい病院を知らなかった場合

インターネットなどでよさそうな病院を探しておき、そのサイトを医師に見てもらうとよい

医療の知識がある医師が見たほうが、信頼できる病院かどうか、的確に判断できる

知人からの口コミ

実際に治療を受けた人から、具体的な診察・治療の内容や感想を聞くことができる

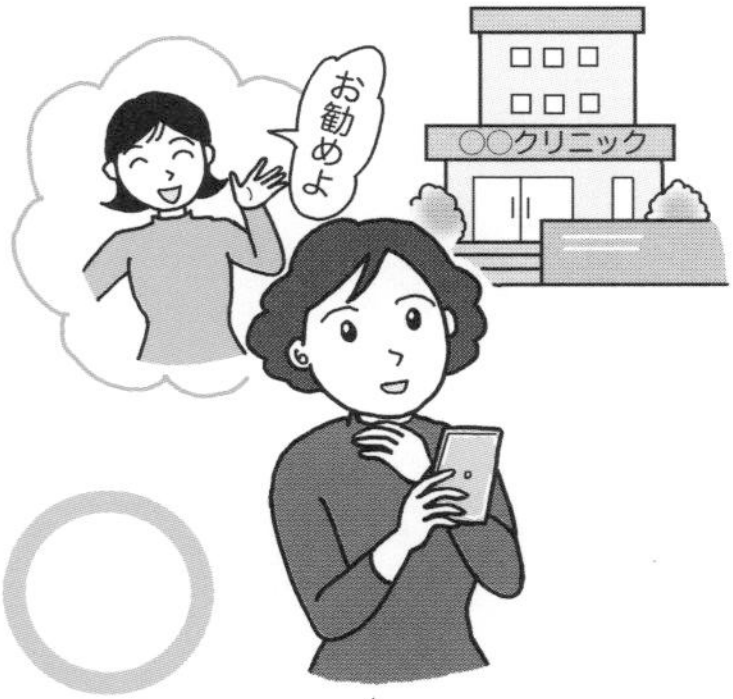

あくまで「個人の感想」であることを忘れずに。治療内容などに疑問がある場合は、事前にしっかり確認を

テレビや雑誌で紹介されている	クリニックなどのチラシをよく見かける	インターネット検索で上位に出てくる

広告である場合も多いため、「知名度が高い＝信頼できる」とは限らない

不適切医療を行う病院に注意

命にかかわらない病気であり、患者さんが受診先選びに迷うことが多いせいか、下肢静脈瘤の不適切な治療を行う病院が問題になっています。こうした病院はチラシなどで患者さんを集め、軽症の下肢静脈瘤や下肢静脈瘤がない人にまで手術（血管内治療）を勧めます。

健康保険が適用される治療法のため、治療費はそれほど高額にはなりません。また、もともと軽症だったり静脈瘤がなかったりするので、手術は簡単。合併症や再発のリスクも低いため、患者さんとのトラブルが表面化することはほとんどないのです。

「両足同時に手術」を勧められたら要注意

不適切医療を行う病院の多くは、両足同時の手術を勧めます。実際には同時に手術が必要なケースは少なく、こうした治療法を強く勧められた場合は受診先の信頼度を見直してみましょう。

不適切医療とみなされるもの

- 正常静脈
  （弁不全を認めない伏在静脈）
- 弁不全を認めない静脈径拡張
- 部分的な伏在静脈の弁不全
- 静脈うっ滞症状がない
  下肢静脈瘤
- 将来の静脈瘤悪化や
  肺血栓塞栓症予防目的

日本静脈学会では、
下肢静脈瘤のレーザー治療や
高周波治療（血管内焼灼術）に
ついてガイドラインを定めており、
不適切な治療に対する
声明も発表している

逆流防止弁に異常がなかったり、軽症で通常は手術の必要がなかったりする静脈瘤への治療や、予防を目的とする治療はNG！

こんな言葉に注意！

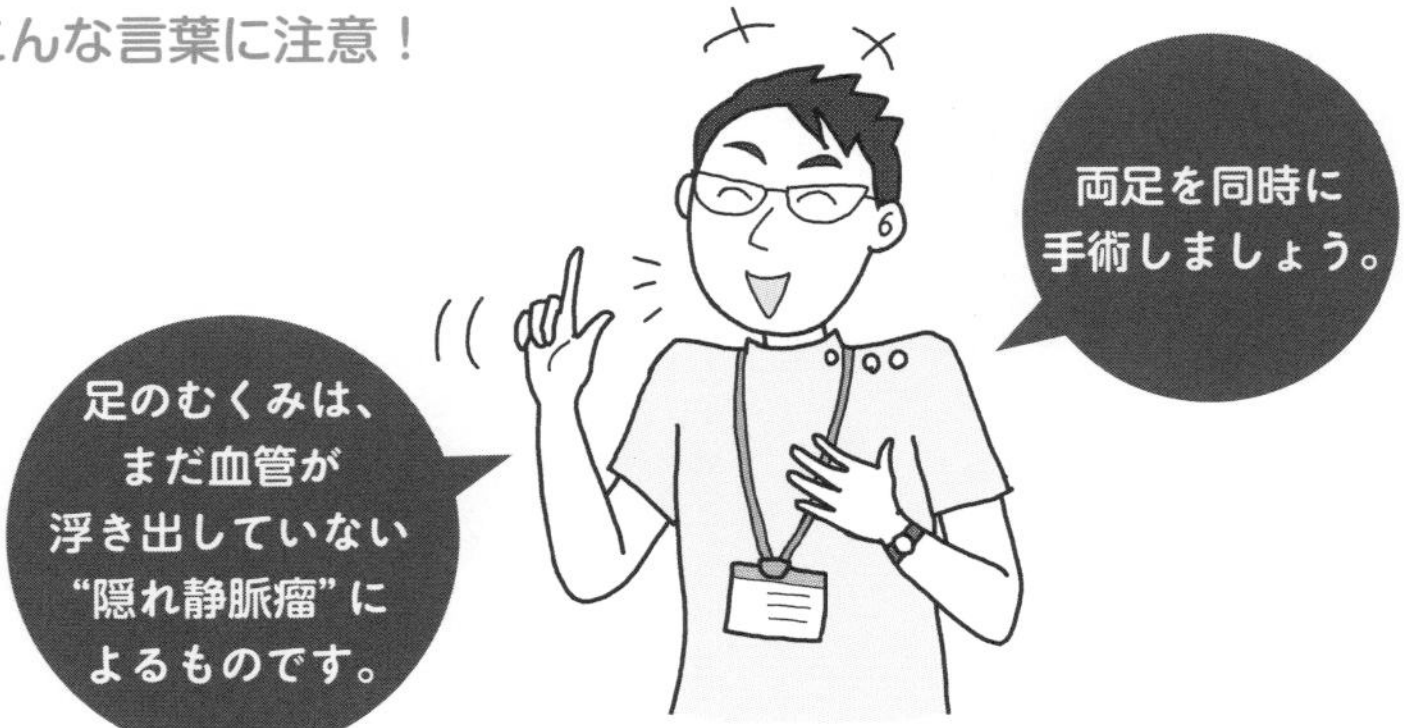
両足を同時に
手術しましょう。
足のむくみは、
まだ血管が
浮き出していない
“隠れ静脈瘤”に
よるものです。

通常は……
両足の治療が必要なのは10-30%
同時に両足の手術を行うのはその半分ぐらい

↓

不適切な治療をする病院では、
80～90%が両足を同時に手術する！

不安を感じたらセカンド・オピニオンを求める

受診先で提案された治療法に不安を感じたり納得できなかったりする場合は、セカンド・オピニオンを求めましょう。とくに両足を同時に手術（血管内治療）することや、「このままにしておくと悪化する」「血栓が肺に飛ぶと命の危険がある」などと予防のための手術を勧められたときは、別の医師の意見を聞いてみたほうがよいでしょう。

●別の医師の意見を聞き、納得できる治療に結びつける

セカンド・オピニオン＝主治医をかえる、ということではありません。まずは主治医にセカンド・オピニオンを受けたい旨を伝えます。そして検査結果や紹介状などをもらったうえで、別の医師の診察を受けます。その医師の意見をふまえて主治医と治療方針を再検討するのが、本来のやり方。それでも納得できない場合は、転院などを検討しましょう。

セカンド・オピニオンとは

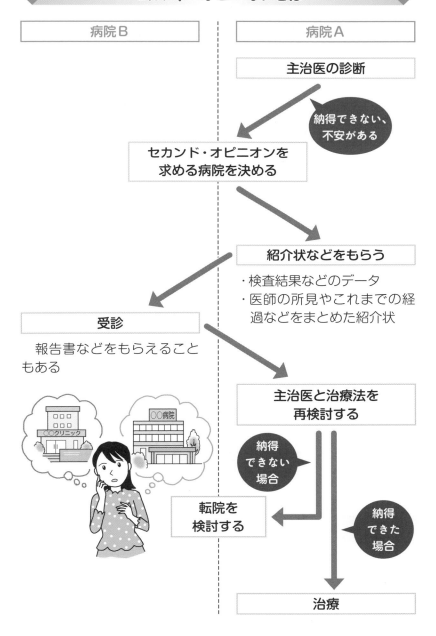

病院B	病院A
	主治医の診断
	納得できない、不安がある
セカンド・オピニオンを求める病院を決める	
	紹介状などをもらう
	・検査結果などのデータ ・医師の所見やこれまでの経過などをまとめた紹介状
受診	
報告書などをもらえることもある	
	主治医と治療法を再検討する
	納得できない場合 → 転院を検討する
	納得できた場合 → 治療

信頼できる病院の見分け方

医学的な知識がない一般の患者さんにとって、受診先が信頼できるかどうか判断するのはなかなか難しいものです。一概にはいえませんが、迷ったときは次の3つのポイントに注目してみるとよいでしょう。

●注目するべき3つのポイント

ひとつめが、診察や検査をていねいに行っているか。内容まではわからなくても、かかった時間や医師の態度などから判断することができます。ふたつめが、的確な治療方針を提示してくれるか。手術（血管内治療）をすることが前提のような対応は、通常は考えられません。3つめが、サービス内容が常識的か。内装がやたらと豪華だったり、送迎や飲みもののサービスといった過剰なサービスがついていたりする場合は要注意であることが少なくありません。

信頼度を見際めるポイント

1 診察や検査をていねいに行っているか

不適切医療を行っている病院では、診察や検査にかける時間が短いことが多い。

2 的確な治療方針を提示してくれるか

下肢静脈瘤は命にかかわる病気ではないので、治療法は手術以外にも選択肢がある。

3 サービス内容が常識的か

健康保険が適用される治療費は、どの病院でも同じ。サービスを提供するための費用は、本来は不必要な手術などによって補われている可能性も……。

注意！
サービスのよい病院のすべてに当てはまるわけではない。

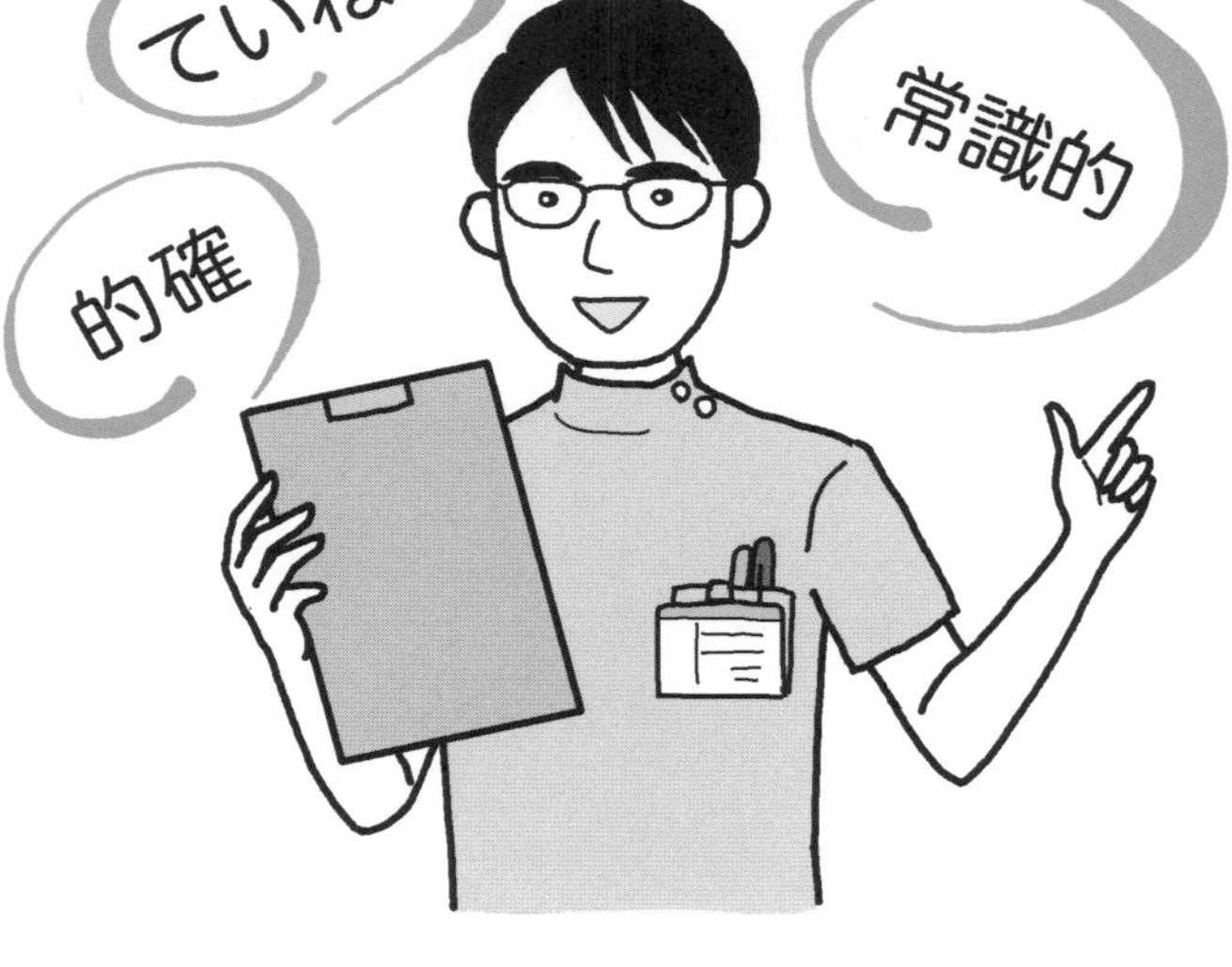

検査に時間をかけない病院は要注意

病院の信頼度を判断する目安としてもっともわかりやすいのが、診察や検査のしかたです。とくに下肢静脈瘤の診断には欠かせないエコー（超音波検査装置）による検査には、病院の「質」の差が出やすいものです。

●検査には最低30分はかかる

エコー検査は足に専用のゼリーを塗ってプローブを当て、モニターに映し出される画像を見ながら行います。静脈の状態を確認しながら、下肢静脈瘤の有無や進行の度合い、患者さんが訴える症状との関連などを調べていきます。こうした検査は、慣れた医師でも片方の足に15分、最低でも両足で30分はかかります。検査に数分しかかけず、検査結果について十分な説明もされないような場合は、「手術を受けさせること」を目的とした病院である可能性もあります。

注意が必要な病院の特徴

1 検査の時間が短い

太ももだけなど部分的にエコー検査を行ったり、短時間（5分以内）で検査を終わらせたりする。

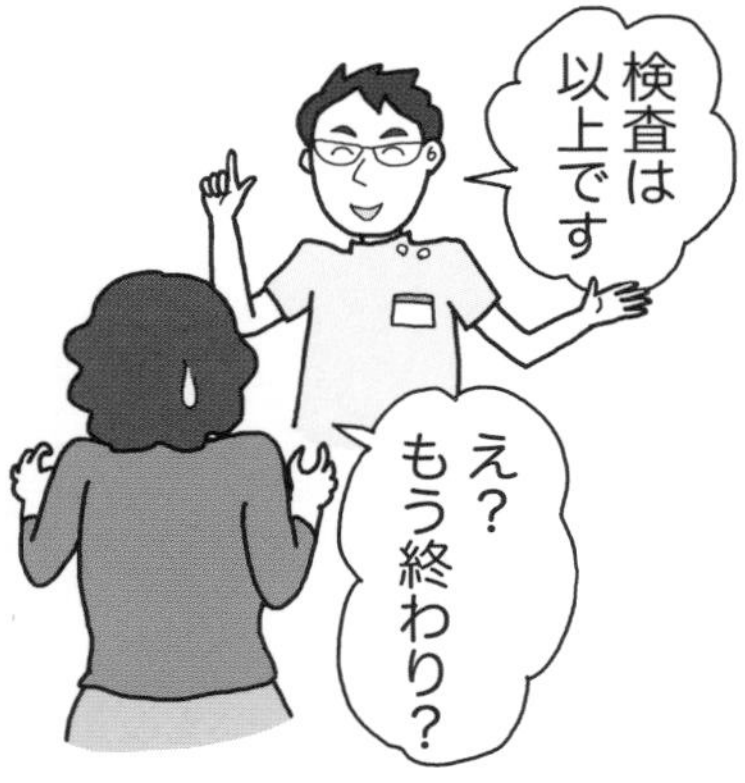
検査は以上です
え？もう終わり？

2 説明が不十分で、いきなり手術を勧める

検査結果や手術以外の選択肢に関する説明がほとんどなく、手術の説明ばかりする。

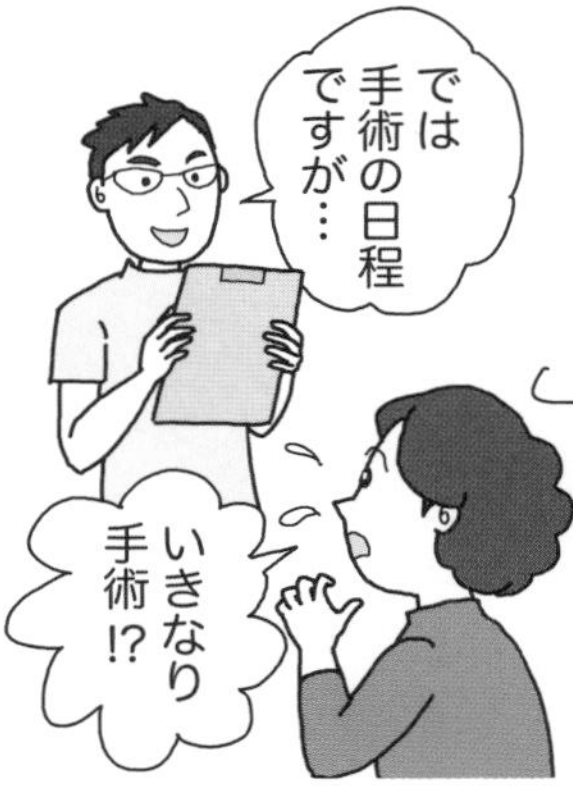
では手術の日程ですが…
いきなり手術!?

3 自覚症状などがない側の足の治療も勧める

「隠れ静脈瘤」「予防のため」などの理由で、両足同時に手術することを勧める。

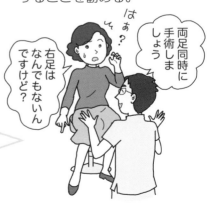

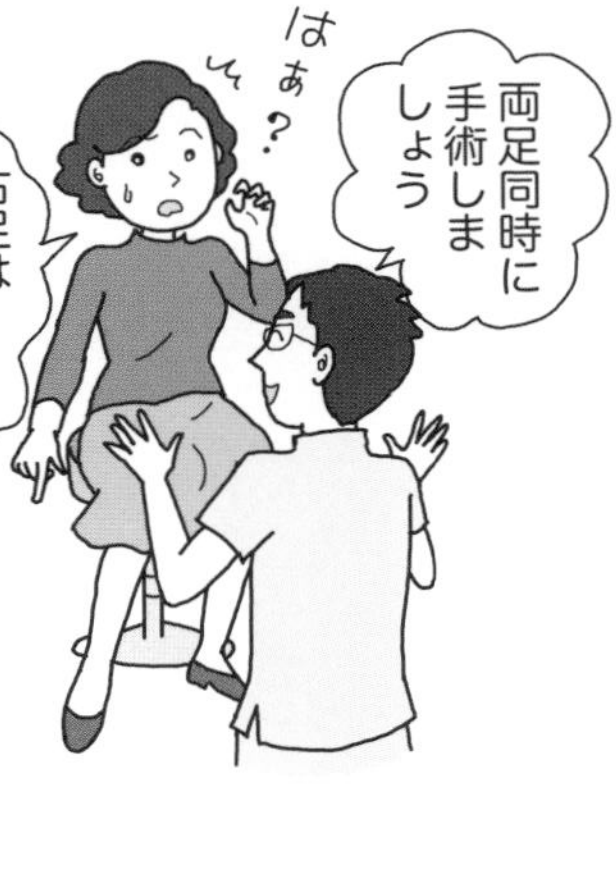
両足同時に手術しましょう
はぁ？
右足はなんでもないんですけど？

問診で患者さんの訴えを聞かない、患部を見たり、触れて状態を確認したりしない、などの場合も要注意！

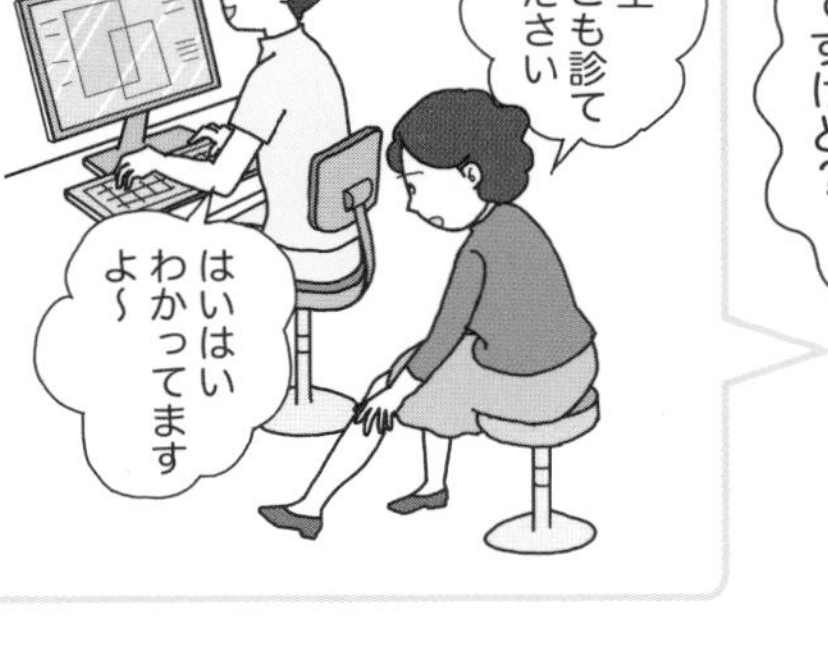
先生ここも診てください
はいはいわかってますよ～

「やたらと手術を勧めない」のが信頼できる医師

下肢静脈瘤は、適切な治療をすれば治せる病気です。そのため、「手遅れ」になることはありません。治療が必要なのは、むくみなどの不快な症状に悩まされたり、見た目が気になったりする場合。感じ方や考え方は人それぞれなので、治療の必要性や治療するタイミングなどは患者さん自身が決めればよいのです。

●医師と話し合って治療法を決める

医師の役割は、体の状態を患者さんに正しく伝え、治療法を提案することです。下肢静脈瘤が命にかかわることはないので、「絶対に手術（血管内治療）が必要」などということはありません。よりよい治療を受けるためには、患者さん自身が病気に関する正しい知識をもち、医師と話し合ったうえで納得できる治療法を選ぶことが大切です。

治療法選びに迷ったときに知っておきたいこと

必ず複数の選択肢がある

静脈瘤のタイプによって適する治療法は異なるが、「治療しない」とう選択肢もある。

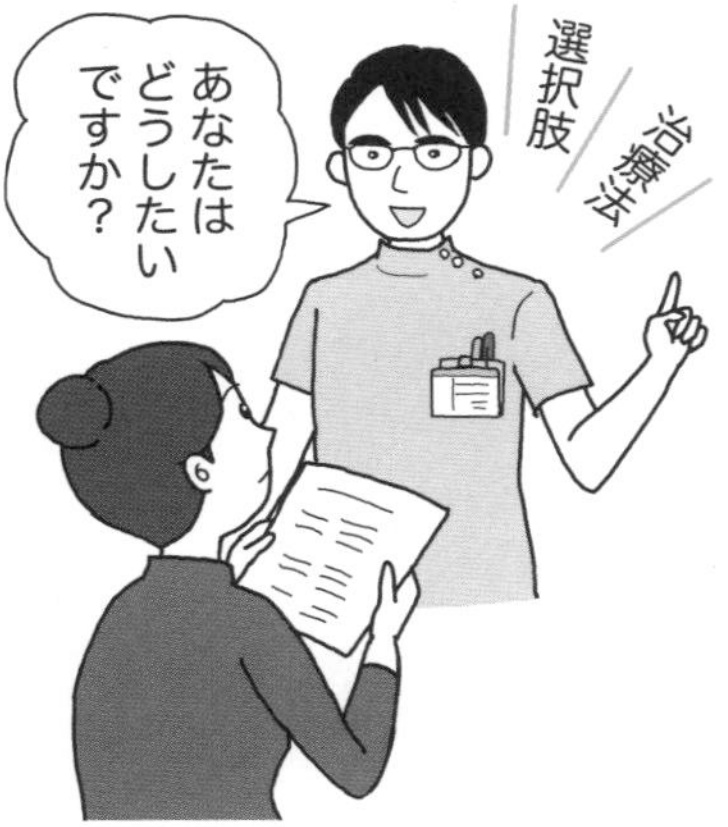
あなたはどうしたいですか？
選択肢
治療法

「手遅れ」になることはない

下肢静脈瘤は進行しても命にかかわることはないので、治療を急がなくても大丈夫。

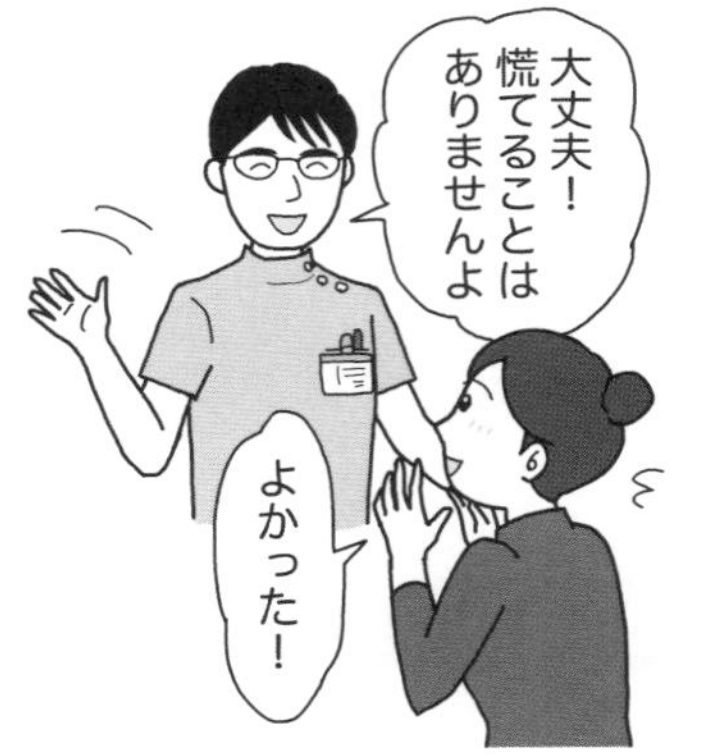
大丈夫！慌てることはありませんよ
よかった！

治療法を選ぶのは自分

「手術しなければ危険」などということはない病気なので、治療法や時期は自分で決められる。

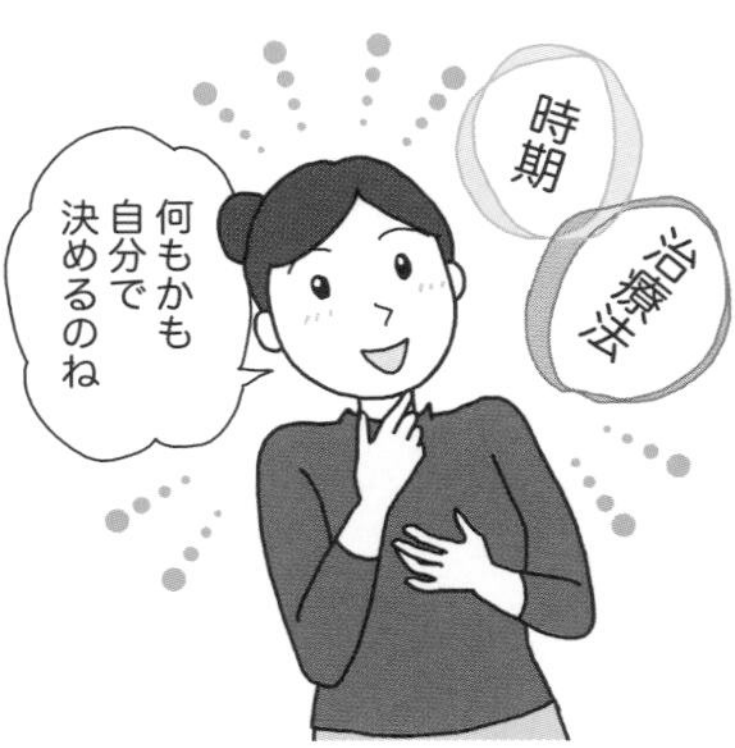
時期
治療法
何もかも自分で決めるのね

治療するのは気になることを解消するため

治療は、不快な症状や見た目の改善が目的。自分の目的にあった治療法を選ぶことが大切。

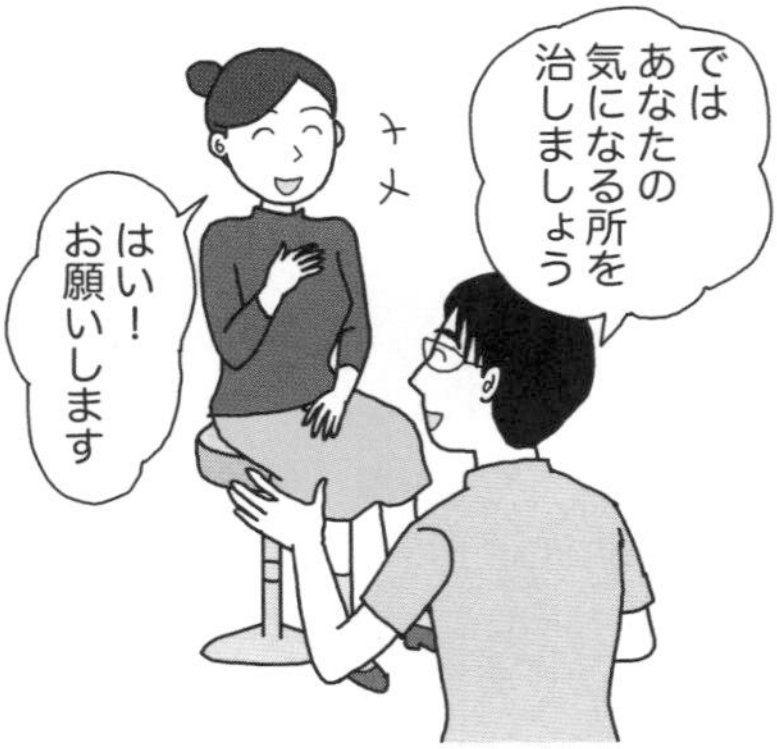
ではあなたの気になる所を治しましょう
はい！お願いします

■監修　広川雅之（ひろかわ まさゆき）

お茶の水血管外科クリニック院長

1962年、神奈川県生まれ。1987年、高知医科大学卒業。1987年、同大第二外科入局。1993年、ジョーンズホプキンス大学医学部。2005年、東京医科歯科大学血管外科講師。2005年、お茶の水血管外科クリニック院長。東京医科歯科大学血管外科講師、日本静脈学会理事、日本静脈学会ガイドライン委員会委員長、日本脈管学会評議員、日本血管外科学会評議員、血管内レーザー焼灼術指導医。著書・監修書に『下肢静脈瘤は自分で治せる』（マキノ出版）、『下肢静脈瘤　最新の日帰り治療できれいな足を取り戻す』『やさしく解説　下肢静脈瘤の治し方』（講談社）など。

●お茶の水血管外科クリニック

〒101-0062　東京都千代田区神田駿河台2-1-4　5F

TEL. 03-5281-4103

https://www.kekkangeka.com/

下肢静脈瘤のセルフケアと日帰り手術

2021年3月20日　初版第1刷発行

監　　修　広川雅之
発 行 者　伊藤　滋
発 行 所　株式会社 自由国民社
〒171-0033　東京都豊島区高田3-10-11
電話（営業部）03-6233-0781　（編集部）03-6233-0787
振替 00100-6-189009
ウェブサイト　http://www.jiyu.co.jp/
印　　刷　奥村印刷株式会社
製　　本　新風製本株式会社
編集協力　株式会社耕事務所
執筆協力　野口久美子
本文デザイン　石川妙子
本文イラスト　山下幸子
カバーデザイン　遠藤 葵（株式会社エディング）